修心的智慧

陈开红 著

中国中医药出版社

·北京·

图书在版编目（CIP）数据

修心的智慧／陈开红著.—北京：中国中医药出版社，2020.12

ISBN 978-7-5132-6554-6

Ⅰ.①修… Ⅱ.①陈… Ⅲ.①中国医药学-研究 Ⅳ.①R2

中国版本图书馆 CIP 数据核字（2020）第 240431 号

中国中医药出版社出版

北京经济技术开发区科创十三街 31 号院二区 8 号楼

邮政编码　100176

传真　010-64405721

山东百润本色印刷有限公司印刷

各地新华书店经销

开本 880×1230　1/32　印张 9　字数 189 千字

2020 年 12 月第 1 版　2020 年 12 月第 1 次印刷

书号　ISBN 978-7-5132-6554-6

定价　48.00 元

网址　www.cptcm.com

社 长 热 线　010-64405720

购 书 热 线　010-89535836

维 权 打 假　010-64405753

微信服务号　zgzyycbs

微商城网址　https：//kdt.im/LIdUGr

官 方 微 博　http：//e.weibo.com/cptcm

天猫旗舰店网址　https：//zgzyycbs.tmall.com

如有印装质量问题请与本社出版部联系（010-64405510）

版权专有　侵权必究

中医人的情怀

——为陈开红老师新书写的序言

陈开红老师的经历比较传奇,她是中医出身,精通中西医的医疗急救工作,在新疆一直工作在临床第一线,任乌鲁木齐市红十字急救中心书记、主任,2008年奥运会前通过考试招聘,被作为特殊人才引进京,先后任北京急救中心办公室主任、北京市朝阳区紧急医疗救援中心主任。

同时,陈老师又是一位难得的管理人才,在精通业务的基础上,她擅长沟通协调,先后担任乌鲁木齐市眼科医院副院长、乌鲁木齐市卫生职业学校常务副校长,曾任北京市朝阳区卫生局副局长、朝阳区卫生局新闻发言人,现任朝阳区卫健委副书记、副主任。

而这本书又展示了她的另外一个亮点,就是关注心身健康,长期致力于心理卫生疾病的疏导、预防和治疗。

以上这些貌似纷繁复杂的经历,能完美地集于她一身,我认为这正体现了一个中医人的情怀。

很多人以为中医是慢郎中,只能养生保健或调治慢性病。其实,自古以来,中医就有独到的急救理法方药,在治疗危急重症的时候，中医药也显现了特殊的优势。西医学的进步大多是仰仗和充分及时利用了科技发展的最新成果，各种生化影像技术的发展，提高了医生的诊断水平，抗生素和激素等药物的发明，各种介入疗法的推广，使得医院的抢救水平得到很大提高，但于医学理论和伦理上并无多大改观。

中医人或是懂中医的人掌握了这些技术和药物，不能说自己就变成了西医。最早发明并使用导尿管的是中医，面对口噤不开的患者，以前都是生生撬开甚至敲碎患者的牙齿喂水喂药喂食，现在我们使用鼻饲管，喂进去中药汤剂，就是对中医的发展，对医疗卫生事业的推动。技术手段诚然重要，但是背后的医生更重要，党指挥枪而不是枪指挥党。这些中医人有自己的独特优势。陈开红医师的经历也证明了这一点。

她从事医学紧急救援管理工作十余年，经历了常态急救体系的管理创新和众多突发事件紧急医疗救援实战考验，具备过硬的急救应急管理素质和丰富的应急管理能力。在 SARS、甲流等重大传染病疫情医疗救治转运，世界青年足球锦标赛、2008 年奥运会等大型活动医疗救援保障中，成功实践了朝阳区以院前急救为纽带的"社区急救－院前急救－救治医院"一体化急救体系建设。

常言道，不为良相则为良医，中医的思维秉承道家和谐阴阳的理论，善于调和人与人、人与自然的关系，掌握了这些原则，做管理工作也就得心应手了。陈开红老师是官场的清流，人品端正，与人为善，律己正人，无论走到哪里，都能带出一派好风气。

　　在繁重忙碌的医疗和管理工作之余，陈开红老师笔耕不辍，结合她大量的临床案例和工作经验，用细腻温柔的笔触，写了很多有益身心健康的文章，陆续发表在她的微信公众号"曦星心BUS"上，几年来已有几十篇之多，现在结集出版，嘱我写篇序言。

　　我将相关文稿的电子版存在手机里，几次出差旅行在飞机上一篇篇读过。这些文章对我这个中医专业人士深有裨益，所以推荐分享给大家，希望对国人的身心健康有所帮助。

　　同时也祝愿陈开红老师在管理、教育、医疗事业上取得更大的成绩。

徐文兵

2018 年 9 月 8 日星期六

于汤河源理想乡

代前言

——公众号的篇首语

　　我不是专业的文学工作者，甚至没有多少文学修养，也不懂文章的结构和写法，只要能把心里想的阐述出来就好。我从医疗卫生机构管理到卫生行政部门工作已有30余年了，最早是医学专业毕业，从事过医学临床工作和医学教育工作，稀里糊涂地有了临床医学、卫生事业管理和医学教育的高级职称，包括相应的执业资格，如医师资格证、高等医学教育资格证，也包括后来考取的国家心理咨询师资格证，看起来学了不少东西，但是都没有做到极致。只是因为喜欢闲来读书，喜欢医学心理，所以渴望有一片天空或者一块洼地，嘚瑟点喜欢的事，希冀有缘而聚的人相互汲取思想的火花。随缘而至……

　　我开设了"曦星心BUS"公众号，它绝不是为了哗众取宠，而是为了表达我对同事、朋友和亲人的爱与关心！这是我一直以来期待的一个不大不小的空间，不求内容有多么深刻，只要能分享生活体会、读书感悟，并能提供心理咨询、健康服务，它就尚好。

　　"曦星心BUS"绝不是"魔笛里的音乐"，它是从希望走向期待的梦想的载体。没有华丽与造作，没有辉煌与巨变，它就像是一把折扇，需要的时候打开会带来和煦微风，拂去浮躁，回归真实的平静，也可以从扇面上的字画里汲取滋养，获得由内而外的轻松和愉悦。

"曦星心 BUS"都出自生活和工作的原创，出自对经历的深刻体验，还出自对专业的深深热爱，最重要的是传播爱与善良。它涉及三个核心的版块：一是曦星咖啡的体验，这是一种特殊的心理共鸣，娓娓道来，慢苦的味道；二是读书分享，去凝练那些并不需要爆炸的知识，只是把听到的、看到的结合经历浓缩出来，它包括对生命规律的认识和健康医学的传播；三是用我不多的医学、心理学知识，搭建一个交流分享的平台，为需要的人服务。打理这三个版块便是从事一件快乐的事情，并感恩和回报社会，我也从中获得无限的能量。

感谢互联网，使我们在"匿名社会"中实现了以他人为我存在之前提的价值归属。我现在把一篇篇文章梳理出来，和有缘人一起分享。

陈开红

2016 年 12 月 1 日

目 录

体会极致带来的舒坦

年年过年，所以年年有人值班。年年去熟知的区政府那间会议室应急值守，所以每年会在差不多的时间开车去这个地点。年年都会从长安街延长线上三环驶过这段经典路线，所以年年都会体会一段放松而奔逸的路程。

路上的车很少，我可以不用忍受拥堵带来的不畅。的确，如果没有红灯，车就会一路飞驰，给人带来极限的愉悦，体会应急的速度和成就，舒坦。

今天的天气预报第一次不够准确，像以往一样，天天报有雾尘，结果是难得的晴朗和透彻。城市的人流少了，车流不见了，城市减了压，"空气巨人"也终于舒展了身体，绽放笑颜，舒坦。

坐在值守位置上，没有了往年声声不断的鞭炮声，当然也没有了往年窗外绽放的美丽烟花。内心的压力变得舒缓而绵延，不用担心会有因燃放烟花爆竹带来的伤情统计的过度忙碌，能一边值守，一边回复亲朋好友的祝福，舒坦。

等到凌晨1：00左右结束值守时，独自一辆车又可以奔驰在流光溢彩的大都市。因为结束，路灯和道路两边的彩灯五彩斑斓，乍隐乍现，犹如海市。这城市的粉饰仿佛只为一人而设，因为深夜的寂静和着城市涌动的活力都在心里了了的感受之中，极致的体会，舒坦。

在这样的节日里，每个人都沉浸在自己的现实和梦里，理所当然地放纵自己的思想或记忆，此时可能心空着却享受着真实的节日食物，当然也可能心是满的，可以独自慢慢地、细细地享受在繁忙日子里无暇细品的、存储已久的、美好的经历和过程；可以没有时间和空间的约束，心的世界有多大，就能到多远，也是舒坦。

体会极致带来的舒坦吧……

2014-01-30

母亲给我上了最重要的一课

前年和去年，母亲和父亲相继中风，并且两位老人病变的部位和程度惊人一致，都是左颞叶组织病变。因为脑部病变面积比较大，康复效果不是特别好，所以两位老人右侧肢体的运动严重受限，语言功能丧失。其实，中风前，母亲还有比较严重的心脏疾患，那是甲亢被误诊为冠心病导致治疗延误，最终发展成为甲亢性心肌病，所以持续性房颤已成常态。中风后的母亲一度心理问题颇为突出，焦虑烦躁，拒绝亲人的帮助。或许是失语和失能严重摧毁了她的自信心，尤其是去年年中老伴同患此疾，他们必须被动地接受他人的生活照料，而且要从心里接受这种生活方式的转变，的确是打破了他们既往生活的惯性，也挑战了他们生命认知的底线，内心的冲突和由之而来的痛苦构成了一段全家人都铭心刻骨的心理历程。所以，每次看望她之后离开时，我的心情总是忐忑不安。

母亲是家里说一不二的严母，生性独立好强，心灵手巧，缝补浆洗，无所不能。家里的四个孩子都长大成人了，因为工作生活在不同的省市，也是聚少离多。她始终喜欢和最小的儿子一起生活，因为小儿子事业的发展，走南闯北，备尝辛苦。2012 年 3 月 24 日是世界防治结核病日，心梗和脑梗同时出现在她的身上，如不是医院及时抢救，或许我们子女的心会在不经意中被"掏空"，会是难以想象的生离死别。记得母亲在 ICU 昏迷时，一切的治疗只是维持，因为同时发生的两种急症的治疗方式是矛盾的。一种强大的恐惧感袭扰着我，我环抱着母亲的头，眼泪不住地掉下来，第一次感到强大的母亲会倒下来，更重要的是这个家族的核心如果失去了，我们可能会"无家"可归了，还好，她奇迹般醒来了。

直到去年十一，我都没有觉得母亲完全接受自己的状态和老伴患病的事实，那时面对脾气时好时坏的她，子女们也是忧心忡忡。所以，今年过年回到她的身边，我总有些惶恐和莫名的担忧。

或许因为年前的劳累和下飞机后转乘火车的疲倦，晚上我到父母那里就开始出现上呼吸道感染的症状。我住在母亲隔壁的卧室，咳嗽难寐，能清楚地听到母亲的动静，因为她每次挪动的步子不足 20 厘米，而且几乎是擦地而行，所以响动在夜间非常容易听见。第一晚我以为她是去卫生间或者喝水，第二天看到的一切让我震惊和骄傲。

一早起来，母亲挪动着细碎艰难的步子去了父亲的卧室，第一步是用大概只有父亲能听懂的声音叫起老伴，用笑脸和肢体语言鼓励父亲自己起床；第二步是用左侧手臂把父亲的床整理好；第三步是清扫父亲的卧室，拿起抹布把父亲的卫生间擦了一遍，马桶冲洗好；第四步是用拖布把卧室的地拖了一遍。之后，她给自己冲了一杯蜂蜜水，把自己的药吃了。这一切都是她用左手独自完成的，这是我来之前根本没有想到的事情。母亲一脸平和安详，完全没有从前的厌世和抱怨。

第二天晚上，我随着母亲动作的声音而去，原来是听见父亲的动静，她去探望、安慰，她已经没有了年轻时和父亲相处时我们所熟悉的焦躁和固执，而是发自内心的安详和宁静。

我突然为我曾经的想法而惭愧。如果说从前我以为我遇到这样艰难生存的日子，放弃是理想的选择，那么面对我的母亲，我是多么的渺小。我想所有的母亲可能都能做到，但在我眼里她依然是出乎预料的好。

母亲的心理路线在身体变故后发生了拐弯，她逐渐选择了让步于曾经的倔强，学会与自己的身体妥协，这就是我母亲的智慧，更是做到了圆融和通达。她用自己的行动教育已经不再年轻的子女，为他们呈上未来人生中缺少的一课，教给他们未来最难的一道人生门槛应该怎样迈过。

重新审视母爱，伟大就在这点点滴滴。无法用语言表达的母亲原来用这样的方式诠释生命的内涵和价值。

看着妈妈收拾的卧室，和她用左手整理的被褥，我有了前所未有的坚定……

2014-02-03

积德的职业

其实，清明期间的急救现场保障工作从 3 月 30 日就开始了，每年的节日和会议等医疗保障工作都已固化为常态的城市安全运行基础工作，只要通过不断的短信反馈，就能清楚地知道每一个点位的运行状态，也能体会到战场保障的医护司们的那份辛苦和成就。

120 院前急救在中国只有 30 多年的历史，快速发展只是近 10 年的事。120 是衡量一座城市文明程度的重要指标，是众所周知的生命线。但是就在这不长的发展历史中，不少急救人在"拓荒"的过程做出了不懈的努力和坚持。

2001 年，我开始接触这个职业，去所在的首府城市的 120 做党政一把手，从此就未能割舍，有一种非常特殊的亲近感。从前一直从事临床的实践和管理，一直在围墙里奔波，办公室，门诊楼，检查室，或者手术室，没有接触外面的世界。120 不一样，尽管艰辛，但工作的性质不再单一，能让你看到完全不同的风景和体会不同的人。比如，在突发事件处置中，你能接触到不同级别的指挥者和救援队伍，能体会到他们人格力量的高下，或者是辨别他们临场的智慧见地，更重要的是目睹那些从未见过的事故现场，惨烈？沉重？遗憾？自责？悲伤？……都有吧，作为医疗救援的专业指挥者，我心中更多的是使命和责任。突发事件对我而言是无限探究的空间和领域，因为突发事件没有完全雷同的，只是潜在的规律相似。又比如，在日常救治转运中，当你抢救完病人，一路奔驰，到达医院急诊室，放下病人，就能体会到油然而生的轻松，一项任务完成了，如果是晚上，路上静悄悄的，城市在霓虹中释放白天的喧嚣，一切美好尽收眼底。当然，这些美好感受多半是和战友们分享才知道的，他们还有很多鲜为人知的苦衷。我不能妄称自己是一名 120 急救一线的卫士，但我了解他们的苦与乐。

讲几个亲身经历的故事吧！

第一，2001 年，刚加入这个行当不久，为了了解这个行当，有一天，我跟随一个车组去水库救治一名游泳时被水底碎酒瓶碴划伤脚底的患者。因为水库边土质松软，急救车无法靠近河边的患者，急救人员需要徒步前去。我的第一职业敏感，就是要快。当时，我用有些责备的眼神看着快步前行的医护司，因为我希望我跑起来能让他们知道应该体现急救的"急"的最简单内涵，但我没跑两步就出问题了。现场是复杂的，我的脚被虚掩的石子崴了，疼得钻心，我咬着牙，没出声，还是和他们一起，打开外伤缝合包，快速止血包扎，将伤者扶上铲式担架，随后医护司们抬起担架，高一脚低一脚地把伤者送到车上。那时大家穿的还是白大褂，燥热的微风吹起大褂的一角，那幅画面永远定格在我的脑海里。我要说 120 从来就是在不可预知的状态下迎接挑战，如果不走近他们，你可能就不会有心灵的触动。

第二，还是那两年，跟车去患者家，因为大家说抬担架实在有困难，风险很大。患者是一位年已八旬的老人，住在四层，没有电梯，且体型偏胖，脑溢血后在家康复，怀疑是继发出血，需要紧急处置后送到医院。我以为自己能行，就去独自抬担架的一头，结果担架纹丝不动，有点囧。医生过来接过担架的一个把手，我们四个人才勉强抬起患者往外走，下到二楼楼梯拐弯处，我的手腕明显拉伤了，但还是坚持把患者送到车上，之后过了两周才慢慢恢复。至今我没有和人说过，我知道他们付出的是日积月累的损伤，你不和他们一起工作，是不会知道他们多么需要理解和体谅，后来有了20元一次的抬担架费，仅此而已，救人救命，再难还要坚持。

　　第三，说说突发事件吧。这是到120工作第一次遇到突发事件。一个夏天的深夜，我被电话惊醒，总台说某重点大学的地下室着火了，伤亡人数暂不明确。办公室主任已经把指挥车开到楼下，我一路冲到车上就去了现场。校园围满了人，警戒线已经拉好，一开始我还真不习惯在众人的目光下，坐在车里进现场，但是大家好像很熟悉，车不费周折就驶到最接近事故地点的地方，我还第一次看到这么多部门聚在这样的地方。我们的任务是在救治区处置由消防队员送达的伤亡者，快速检伤分类。我记得很清楚，由于从家出来，车上也没有大褂，我是穿着套装和一双新买的鞋去的。当时还听到有人议论，有位消防队的小伙子吓坏了，大概是新兵，没有见过化学装饰材料燃烧后被黑色沥青裹着烧焦的尸体的样子，过早地体验了异样的死亡。我也是第一次看到这般触目的情景，揪心地难受。我戴上手套，准备和同事们将一具尸体放入尸体袋内。最刻骨铭心的是，当我用双手抓住亡者双脚向上用力抬时，我手里握着的只是一双沾满沥青的布鞋和脱下来的皮肉，好烫啊！我第一次体验了人的生命和尊严也会如此不堪，现场的情景至今历历在目。那晚事故处理到次日凌晨4点，这个时间我记得非常清楚。回到单位，冲洗消毒，新鞋子沾满了沥青。有时候我们希望 120 处置突发事件时主要是抢救活着的，但实际上还要告慰亡者，因为如果不是意外，他们大多是充满活力的年轻人，死亡似乎很远却又很近……

第四，我们没人能忘记"非典"带给 120 的特殊时光。那时，我所在首府急救 120 要按照省厅的要求，负责首府城市外地区疑似病例、确诊病例的转运。好在我们只承担了一例疑似患者的转运工作。司机和一名医生穿着厚重的隔离服出发了，我坐在指挥车里跟着他们的车，并且告诉他们：我把他们送到出城的高速路口，回来时我还在那里等他们。我第一次有毛毛虫闹心的感觉，忐忑不安。第二天下午，天气酷热，宋师傅开的那辆救护车出现了，隔着窗户，我隐约感觉他们汗流浃背地在做艰难的坚持。我看到他们了，他们也看到我了，就这样过去了，我潸然泪下。后来他们说，百感交集。是不用多说什么，我懂得……

如果您有这样的一些经历，一定会深深地渴望 120 的明天要更好，理解那些仍然坚持在这项积德事业上的普通急救人的心愿。120 是一个代号，更是一种精神的塑造。这些年政府助力，120 的软硬件不断改善，这个事业已有长足进步，但是还有不少急救人的急救生态环境需要关注。抱怨和等待是苍白的，大家都说 120 需要急救时，我们还要注重自救，用积极的思考，建言献策，有为有位，推动发展。共勉！

2014-04-07

我的海芋 1

写在"我的海芋"之前。

本以为海棠会亭亭玉立，结果才养半年就旁逸斜出了，造型虽好，终会担心根基不牢。我的大叶滴水伴我八年之久，偶有微倾，但终究枝叶挺拔，叶色墨绿亮泽，品质高洁儒雅。每每坐下办公，都有依山傍水之惬意，花草如人，一任清风，生死有常，顺其自然……

一不留神，发现我的滴水观音开花啦！非常兴奋，因为这是陪我快八年的"铁杆朋友"第一次带给我意外和成就。

滴水观音，又称海芋。花语：志同道合、诚意、内蕴清秀。书云：其白色汁液有毒，滴下的水也有毒，误碰或误食其汁液，就会引起咽部和口部的不适，胃里有灼痛感。

第一次遇见是调到新单位工作的那段时间，它被种植在很小的花盆里，放在职工中午就餐房间里的窗台上，幼小时不足 30 厘米，颜色翠绿，透着清澈，枝叶细瘦，让人顿生怜惜。或许因为喜欢大叶植被，尤其喜欢南方那些生长在半阴湿润温暖舒适环境中的植物，所以喜欢绿叶类花卉，而不在意这些植物是否有花的含义。后来去机关工作，原单位的书记大哥又把这个盆栽送到了现在的办公室，一放就快八年了。因为它长得实在太快了，现在已是一米多高的大植物了，这期间先后换了四次花盆和花土。关键是不管我如何若即若离地对待它，它都会毫不犹豫地健康生长，枝叶繁茂，根部粗壮，根基坚实，从不自暴自弃。

海芋有雌雄之分，直到开花才能分辨，哈哈，我们还改口称"她"了，因为她终于羞涩优雅地 displaying（展露）出雌性的花蕊，让我开心。

在这些年忙碌的岁月里，她就是我依山傍水的朋友，无论喜怒哀乐、坦途坎坷，都是我倾诉的对象，即便无语交流，也能体会无声胜有声的力量。许多同事都说不宜在室内种植海芋，因为汁水有毒，可单单在我这里并不灵验。这些年，她很少滴落汁液，所以对我而言，每滴汁液都弥足珍贵，每次我用手指轻轻地蘸入口中，犹如琼浆，视同享受，身体也从无不适之感，反而越加不能割舍。

偶尔听人说"花旺人不旺"，不知是何道理。随着她的长大，这几年除了为她增加两盆同类，也陆续为她增添了几盆不同类的花草，有君子兰、大叶海棠、绿萝……奇怪的是，他们相处和睦，昼夜相伴，无疾无碍，仿佛是一支取长补短、共同成长的绿色团队，都按照自己的习性茁壮成长。原本我一直担心君子兰会娇柔多病，没曾想也出乎意料地长势良好，就是叶子全部旁逸斜出，失去了大家闺秀般的矜持。嗨，我以为：只要向着阳光，洒脱舒服，一切随性就是最好的。所以，我旺与不旺就不重要了。

同室的大叶海棠也很给力，今年居然有一支新芽破土而出，而且趾高气扬的，笔直的干，朱红的叶，与缘墙蔓延的老枝形成鲜明的对比，刚柔并济的一幅图画，真好！

感谢海芋，让办公室有了生活的元素，让我忙碌时并不寂寞，低落时并不孤独。感恩生活工作中的所有生命，让我们坚持不同的自己，坚守努力的方向，要像海芋一样虽八年才得绽放，但始终健康向上、无限延伸，做唯一的自己。

2014-04-28

我的海芋 2

因为调整办公面积，海芋被移到了楼道电梯和楼梯口之间的走廊大厅里。一晃两月有余，每次上下班或者走出办公室去其他楼层，我都不可能错过和她的相遇，虽然每次都是相视而过，但却都有种躲不过的安慰和愉悦！我会常常抚摸她的叶子，也会帮她转转朝向，让她的所有部位都能均匀地接受阳光的沐浴，健康而茁壮成长。

在过去八年多的岁月里，这盆海芋随我生活在不同办公室的空间里，只要走进办公室我就会和她直接问候，不管是有声还是无声的对白，也不管是喜悦还是悲伤的倾诉，海芋都会心领神会地迎送我这位朋友，以至于我们彼此不曾抛弃，也不曾放弃。所以，当我不得不让她离开身边时，会为她的安全和饥渴担心，尤其是周末会心有余悸，是不是会有人折了她的叶子？或者把她带走？我常常告诉清洁员大姐，帮我多照顾她，不要多浇水，也不要渴着她，花和人一样，过饥过饱都会出状况。适度是所有事物的不二法则。

今天是我从玉树技术帮扶回来接着中秋休整后上班的第一天。有一周多没有去单位了，早晨很早我就到了单位，因为心里惦挂着可能堆积的公文和材料，所以出了电梯，目光扫视了海芋一眼，就匆匆离开了，只是觉得有些异样，好像是枝叶重垂，直不起腰来。但因为花盆光整，叶子也无旁逸斜出，我便松松地喘口气就释怀了，在我的心里，只要海芋在，也没打蔫，就知道她还安好，还能继续鼓励我，还在等着我把她挪回办公桌前……

下午下班我特意去看她，但我吃惊地发现，她居然悄悄地粗壮了很多，叶子厚实而硕大，叶片光泽而墨绿，只是她的腰太累了，可能是好久没有替她转转朝向，她在汲取阳光的过程中主干向着窗户倾斜了。我赶紧把她旋转了180°，好让她逐渐反向改善她的曲线。

她的变化让我突然反思：是在我那狭小的空间适合她，还是这宽敞的大厅更能让她快乐地成长？或许宽阔的大厅让她既能享受充足的阳光，又能接受更多来往人群的观赏？突然我不知道是不是需要精简一些办公设施，把她移回办公室？

想起急救专家志愿者团队中一位高手的一句话："在观察中等待。"我豁然开朗了……

这就是我今天转了朝向的海芋，长大了，过几天腰一定会直起来，又是一副亭亭玉立的样子，只是健壮不少……

2014-09-09

我的海芋 3

外出了两天，今天到办公室看看。推开门，扑鼻而来的是苹果久置而弥散的味道，因为混合了屋内其他物品散发的气味，并不那么让人接受。一不小心我的脸颊被海芋的叶子轻轻地触碰了一下，我感到的不是海芋叶子的划过，而是有一滴清晨的露珠滑落在我的脸上，又注入我的心里。

呀，原来是海芋的叶子分泌出的汁液沿着叶面滑落到叶子的边缘，被稍稍卷起的叶边蓄积在了那里，亲吻到了我的面颊，这种打招呼的方式让人心疼，好像既怕打扰我，又想提醒我该看看她了。真是可爱呢！

海芋原本被挪到了办公走廊的大厅里。好像是 9 月份，天冷的时候，我发现她的叶子开始变薄变瘦，茎干没有了"精气神"。观察中等待的意义出现了，我忽然顿悟，南方的植被经不起北方的秋风肃杀，所以这南方的海芋是不能在北方开放的环境里健康生存的，又何必勉强呢？为此，我开始精简办公室，又把她移回到室内。没出一个月，她就恢复了体力，生长出又厚又大的叶子，颜色绿得好像要流下来一样。因为她待在了我的身边，我反而忽视了她的陪伴，最近的忙碌，更是使我没有触摸她的枝叶，没有

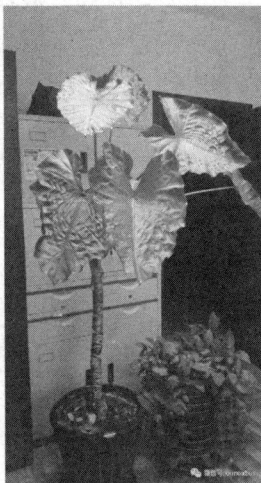

安静地注视她。凡事都是这样，属于你的，你就会觉得一切理所当然，反而缺少顾及。

仔细一瞧，有三片叶子分泌了汁液。我轻轻地将它们舔入口中，舌尖似乎有点青涩，但非常清凉。有意思的是，好像我的口水又混合进去了，叶子还是湿漉漉的。我想她是因为一切都很好，才会吐露泌汁。

只要合适得当，不必面朝大海，一样春暖花开。

2014-11-23

我的海芋4

周末的办公室真安静，静得能听见自己的呼吸。今年夏天，我和海芋从三楼搬到了二楼，从三楼那间门口通常比较热闹的办公室来到了二楼东南侧把角的位置。坐在静谧的一隅，因为有比较舒适的视觉空间，一眼望去，楼宇建筑错落，空间距离舒适，我特意把电脑放在侧面的附属条柜上，工作累的时候，可以便利地抬头欣赏到窗外的天地，静的物体和动的生命。

紧邻窗户的就是院中"林园"里高大的柿子树，厚实的茎叶临窗，好像伸出手去就能相握。虫鸟嬉戏鸣叫，却依然能听得见风在耳边轻轻呢哝，尤其是这两天偶有清雨沐浴，窗外的大树浓荫更甚，微风吹过，枝叶交头接耳，摇曳肢体，表达着自己的欢愉。好友送我一株栀子花，摆放在窗台上，阵阵微风吹来，花香轻柔温和，花朵默默绽放，没有丝毫的矫揉造作。花苞是浅绿色的，不经意会和叶子混淆，只有在开放时，才会一瓣一瓣地逐次绽放。我以为她会像其他花卉一样，宁可伸长脖子、弯曲身体，也要向阳花开，但不是，栀子花的枝叶均匀散向四方，花朵按照自己的位置顺其自然地默然绽放，花苞为绿、初放翠绿、花开洁白、衰败渐黄、凋零干褐，恰似生、长、化、收、藏，绿不争春，褐时归土。闻着花香，赏着花姿，你会情不自禁地哼起《栀子花开》，舒缓和幸福的味道就会深深地沁入心脾。"so beautiful，so fine"……轻声地吟唱，倒是最美好的意境了。

再说说我的海芋，她和我一样，5 月份来到这个院落满 10 年了。今年春天，是我第三次为她换土换盆，第一次将她的根截去了约 40 厘米，因为随着海芋个头不断地长高，主干却没有粗壮到能够继续支撑她继续婀娜地成长。把海芋的根截断时，我第一次看到主干破面的颜色是乳白清透的，有点像山药。那一瞬，我有些担心她，会不会因为伤了元气而衰弱死亡呢？还好，她没有"离开"。虽然直到今天她还没能做回真正的滴水观音，叶子不再有汁液分泌，但是气色已经缓和，叶子恢复了墨绿，只是生长得没有以前快了，新长出的叶子没有那么宽大了。不过，我相信，稍加时日休养生息，她还会如从前般饱含生机。来到新的环境，海芋似乎也很开心，首先她和窗外同类的距离更近了，生活的内容和空间也更大了，虽不可根相融在地下，但叶却可相容在云里，室内室外，依然可以"每一阵风过，我们都相互致意"。当然，我会把窗户开大些，呵呵……

动和静是一对冤家，又是一对朋友。我喜欢海芋，因为她是绿色的植株，只要环境不改变，或者没有意外，她是永远能陪伴着我的活着的生命，在人和动物都有天年之实时，海芋对我而言便是我占了便宜。有一天，如果我走了，海芋会悲伤，而我却没有，因为她应该比我活得长，便没有了对她悲伤的机会。虽然界别不同，但万物同源，阴阳全息，时有的若即若离也是一种美好的怀念。

常常想，随着年龄的增长，我们在不断顿悟，已经不喜欢胜负，也不在意得失，而是更加理性地看待与我们曾经一样的年轻人，尤其是学会了回避不必要的伤害。我们是万幸的，缘于还有机会逐渐接近事物的本真，获得一段尽可能回归自然属性的实践。这不是在追求逃避和安逸，而是在用平和与坚强去争取最大的收获。半生的经历，我们应该感恩的人和事很多，没有好和坏，只有存在。不仅感谢那些推着你成长的智者，也要感谢那些曾持不同观点和态度甚至诋毁你的人，正是这两种力量的存在才有了我们的今天。所以，我们还要更加努力，用现在的相对好的自己去做更多有益的事，或者去影响更多的。我想这就是很多人大半生都在匆匆忙忙中追求的，似乎不想承认也得承认的理想。

仔细地观察和体会身边的人、事、物，他们能告诉我们很多的道理……

2015-06-07

赛里木湖

几年前去了新疆的赛里木湖，很巧是七夕节。原以为是一湖之美，走近后我才发现，其实不然，由远而近的大草甸子连着湖水，湖水延绵到郁郁葱葱的山脉，山脉融入碧蓝的天空。有山有水、山水连天，是人与天地相参的好环境。赛里木湖就静静地躺在那里，如处子般纯洁和透彻。

赛里木湖古称"净海"，位于新疆博尔塔拉州博乐市境内北天山山脉中，是新疆海拔最高、面积最大、风光秀丽的高山湖泊，又是大西洋暖湿气流最后眷顾的地方，因此有"大西洋最后一滴眼泪"的说法。其湖之美、之静、之澈、之巅，堪称无双。巨大的草甸，唯美唯尊，这里的景致似曾相识，像是放大了的天池。赛里木湖和天池同属天山山脉系，赛里木湖号称王母娘娘的游泳池，天池号称是王母娘娘的洗脚盆，她们簇拥着天山，遥相呼应。所以，赛里木湖就像放大的天池，站在湖边，湖底的奇珍异石清晰可见。当地老乡说，此湖有个美丽的传说，关于少女和爱情。哈，七夕节来到赛里木湖听故事，此行平添了新的内涵，也成就了永久的记忆。

是的，无论无忌童年，还是苍髯皓首，情感永远是生活的主题，所以美丽动人的爱情故事引起了游者的兴趣。尽管一路同行的都已年过不惑，但眼神里的温暖和柔和还是流露出对过往人生的美好回忆，以及对如梦般美好生活的向往。

中午在湖旁简约的餐厅里吃着浓郁的西部特色餐饮：飘香的清炖羊肉、五彩的"皮辣红"（洋葱、青辣椒、西红柿等制作的凉拌菜）、实惠的大盘鸡、娇嫩的红柳烤肉，哈哈，再喝点本土的伊利特酿，脸一红、头一晕，幸福指数便飙升起来。一行的六人中，无论专家学者，还是公职人员，几杯酒下肚，便都说出了普通人的"普通话"，语词不再是甲乙丙丁有序，举止也不再是抑扬顿挫规整，那一吐为快的抢白和端杯即饮的豪爽，着实酣畅痛快，那架势就像平时膻中穴里有一块蓄积已久的心结被化开了一样，在这神道的地方，陡然敞开心扉，本真而粗放，"不虚此行"是出现最高频的字词。

赛里木湖阅遍了人生百态，她在另外一个精神层流读懂每一个过往的人，并用自己的方式帮助你，唤醒你对人生每一个阶段的幸福的认知，尤其在七夕节。"青年看远，中年看透，老年看淡。"青年时期，是谋划人生、体会爱情和认识生活的阶段。那时的身体和内心都充满了激情和跳跃，没有定数和变数，只是跌跌撞撞地认识社会，存储能量，寻觅知己，沉淀现实。到了中年，激情渐渐远去，我们开始了理解感情和定位人生，爱情就变成了现实中的一切实际，要履行社会责任而勤奋地工作，要履行家庭责任而赡养老人和培育孩子，我们的责任和阅历带给我们理性的思考，体会出幸福是一种创造，是亲情的转化。人到老年，已不是去思考爱情的阶段，爱情也不是这个阶段的评价指标，如果婚姻还在，那便是彼此终身绑定的承诺，无须辩驳。尤其是退休之后，抛却许多的社会责任，最重要的事情就是善待举案齐眉的另一半，可以考虑周游世界和品尝人间美食，同时目睹子孙成长，进入享受生活的人生阶段，其实这才是人生最幸福的阶段。参透人生，就要搞清楚自己关注的重点是否正确。

七夕节的赛里木湖，阳光亲吻着湖水山川，湖水映衬蓝天白云，山岚融合天地之气，散发着诱人的气息，勾出了人间所有的情愫。没有了"水泥金属"的阻隔，能看见极致的空旷；没有了霓虹光电的闪烁，能静观星空的浩渺。在这里，你可以把自己稍稍超脱在现实之外，放空思想，让一切都在虚无之中，直到微笑在心里轻轻地歌唱。

赛里木湖在七夕节告诉你：你幸福的程度取决于你对生活的态度。

2012-08-23

一半美好一半残缺

"人生如树，在阳光下开花，在风雨中成长，一半是对美好的追求，一半是对残缺的接纳。"这是微信好友"难得安静"的感悟，在今天读来感触颇深。

紧急医疗救援是公共突发事件管理的必然要求。晚上的一起火情，我们需要和时间赛跑，救人救命，几乎忙了一宿，处置结束，已是清晨卯时，直接开车去办公室上班吧。车行驶在路上，人一半清醒，一半迷糊。雾尘丝毫没有减轻，就像眼前遮挡了一层薄纱，只是想撩也撩不开，欲罢不能也就是这样了。车和我都在疲惫和焦虑中前行。危机应对已经不新鲜了，但每次都会让你触及事件之外的东西，那是更能触发你内心感受的东西，不断冲击你能承受的底线。这往往是对具体规则之外的个人伦理和组织伦理的挑战。

死亡是现实的，活着的亲人的离别之痛是极致的，失去亲人的人不知什么时候开始，把悲痛、无奈的输出渠道嫁接得如此雷同，他们用质疑、愤怒的心态，把无奈和无望发泄到和他们一样悲伤和共情的医者身上，给他们带来痛心的伤害。这种感受就像这雾尘压在心底，无法释怀。

医学信息的不对称，不仅是医患，还有其他不同群体，多想能阐述清楚，然而最想说的就是医者有许多不能挽回生命的无奈，否则这个世界就不存在死亡，就像这个世界没有黑夜。现在的雾尘依旧还在，阳光隐约透过来，就像我有一汪眼泪咽不下去，也哭不出来。但是，总有人要面对这样的工作责任，努力不打折扣，坚持总会成功。

一半阳光，一半缺憾，生活中的很多事也是一样。就让阳光温暖我们，让缺憾激励我们吧！

2013-12-08

凤尾竹的故事

无论你曾经更换过多少个单位，还是在同一个单位变更不同的岗位，我们都有变更办公室的经历，从二楼换到三楼，或从三楼的一间办公室换到另一间办公室，总之，都会有这样的经历。每一次变换都会有扔掉的东西，也有捡回来的欢喜……

这盆凤尾竹就是这样。就叫它凤尾竹吧，五年前，换办公室时丢弃最多的是一些过时的书和资料，还有就

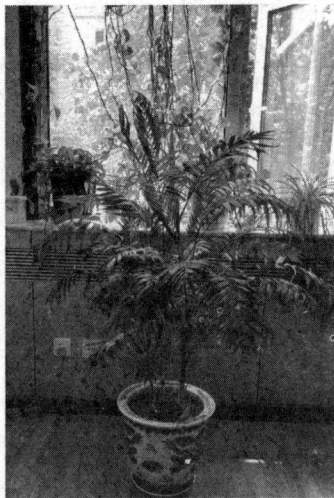

是一些过时的电子设备或旧的设施。得到的却是最不起眼的一个用最普通咖色塑料花盆种植的瘦弱的凤尾竹。

凤尾竹很普通，属于那种花伴叶的花、叶衬花的叶，总之它既不会夺目绚烂而攫取宠爱，也不会太过普通而迷失自我。我是在洗手间看到的这盆小小的绿色植株的，我被它的略带灰色的墨绿所吸引，因为这种颜色的植株不争宠但生命力强，不开花但枝叶苍劲有力，叶片一律向上，少有旁逸斜出。因为我知道它原来的主人是谁，所以毫不怀疑它的出处和身份，放心地把它"捡回"，放到我的办公室里。它的存在，衬托出办公室其他花卉的争奇斗艳，尤其是那些很快凋零的海棠、水仙之类。

这两年我可有可无地养着它，但它出乎预料地越长越好。四年间，换了三次花盆，最后因为它长大了，挺拔直立，剑一般的梭叶不仅傲然向上，而且彰显秀绿、润泽葱郁，所以，为它换了青花瓷样的大花盆，底盘也是青花瓷的，现在它长得超过了我的办公桌，绕臂勉强能环抱它。

前一阵子，它过去的主人问我能否给他一盆花，我突然想到了它，就告诉它的原主人，这是他过去整理办公室时丢弃的那盆植株，就算是还给它的主人吧！心里还在想，这世间的人和事都一样，千转百回终归于原点，只是不再是初始状态，而是非零起点，一切取决于心理障碍的深浅。

值得提到的插曲是：有一天，我梦见了这盆凤尾竹，中午便抽空下楼去它主人的办公室看它长得怎样。在它主人的办公室里我没有找到它，主人说放在了对面综合办公室里。走过去，我看到了它，它被放在集中办公的隔断一隅，四周摆放了一些杂物，叶子缺少了光泽，体态也清瘦了许多，枝叶也失去了从前的稠密，总之，它没有过去那么饱满，周围也没有需要它衬托的赏目之花。

我告诉同事们它的喜好，阳光、水、土壤等的需要。我能做的只有这些了，我不能带它回到我的办公室，因为它属于这里。这就是它的宿命，顺其自然吧。想来因为它是植物，只好适应被动的安排，不像人类可以有权去做出快或痛的选择，但也逃不过自己的命和运，呵呵，冷暖自知啊。永远的二八法则。

想起舒婷的《致橡树》……

2014-12-30

拐点人生

小寒，是冬季天气变冷的开始。但是"小寒寒，六畜安"，不少致病微生物的活力降低，甚至会消失……平安舒缓的开始。

今天我应该知天命了。历史上的今天也颇有话题，1374年《大明律》首颁天下的时点，开国皇帝朱元璋在改革律法时，提出了"礼"与"法"相结合的法制建设新观点。今天的运势有说法，生命会有蕴含的故事。今天的你注定要脚踏实地，不停探索，不管是形而上还是现实生活，你的目的只是向别人努力揭示每一件事情的真相，寻找生命的意义，你要为所钟爱的人与事牺牲自己的一切……奋斗励志的警示。

所以，今天值得一提。今天的凌晨有惊喜，是意外才会带来的。

祝福常常会很多，但不曾想到的就会很意外。一是零点，它是昨天和今天的分割点，有一条 WeChat 飞进来，只是你已经沉睡，短信走进你的梦里了。那是一条来自西北边陲的朋友的短信，是用心等到这个时点发出的祝福，因为你已经离开大西北十年有余了，所以生日的祝福已弥足珍贵。二是清晨睁眼就收到的祝福，又是一位很久未见的曾经一起工作的朋友，因为曾经的相处比较平淡，所以惊讶于还能记得……友情亲情的重温。

对自己说：你是幸运的。

其实，昨天你就在接受很多冥冥中的安排。有同事送你一本让你倍感欣喜的书——《就想开间小小咖啡屋》，但他并不知道今天这个特殊的日子。这本书让你知道，世上居然还有和你的梦想如此相似的人：你梦想有一天，拥有一间不大的房子，开一间咖啡书 Bar，过一段清静而充满阳光的半壁人生。没想到这本书里的参差咖啡已经诠释了大部分的内涵：咖啡的色是朦胧的，味是清苦的，只有咖啡相伴，才能读出书的味道；只有咖啡与书的完美结合，才是极致的体验。咖啡屋的空间也不需太大，但必须是温暖透亮的……

今天清晨的记忆将久远。昨天下午的风在晚上停止了运动，树静霾去，清晨七点驱车上班，饱吸久违的清新空气，虽然晨曦微现，但阳光似乎被锁在了你的心里，驱走了似曾相识的阴霾，从左心到右心。原以为今天你会感叹岁月的蹉跎、时光的流逝和失落的忧伤，没想到体会的则是满足的欣慰、期待的幸福和成熟的自信。

八点半，出发去外区开会，一路的阳光偏强地投射到我的心里，我真正体会到了阳光的温暖。阳光柔和地亲吻着万物，天空是湛蓝的，白云是飘逸的，路旁一闪而过的车、楼房都变得和顺而优雅起来。这时，你看到的世界才是自己的，一切源于心生……未来才是更美好的今天。

用前半生去强大自己的内在，用前半生去接纳所有的酸甜苦辣，用前半生去懂得世间没有好坏只有对错，用前半生懂得用本我战胜自我，因此得失不再重要。你在后半生要继续平和地努力，理性地奋斗，在正确的定位上去担当你应该给予社会、他人和自己的使命和责任。如果这样，那么无论你的生命还有多少里程，你今后的每一天都在做生命的乘法或加法，意义便在其中。

真知天命，便有了这拐点人生……

2015-01-06

记住家中两尊佛

快到年根，车流、人流都少了许多，能回家的都回家了，留下的就是不走的。车不堵了，人不塞了，但是心却有些空了。同往年一样，年前大家都非常忙碌。一方面希望把能了的工作了了，不能了的画一段破折号，结转年后继续；另一方面，需要把几日的保障工作严丝合缝，所以除了视频会、现场检查督查，还有不少预案、方案的梳理到位，此外，还有节前慰问，等等。年真的到了，可以暂时放下手头的事，再重要的事也必须等到节后，真闻到了活在当下的味道。

昨天下班走进家门，偶尔听到了零星的爆竹声，就像是越来越近的新年钟声。不时地看到来自微信或短信的节前问候，忽然发现，自己的问候总是落在了长辈、亲朋好友们的后面，这是让自己心疼和内疚的事情。回想起来，许多年陆陆续续沉淀的、时隐时现的人因为疏忽或失于主动问候，有些人走着走着就淡出了。这是自己的问题，因为谁都懂这样的道理，没有谁应该主动地关心和惦记你，而是需要不断的维系才能使感情温暖下去。

昨天插空去慰问一对患病的老人，他们看上去精神状态很好，对战胜疾病充满信心。谈到子女，老人的一句话让我豁然开朗："家中已有两尊佛，何必找庙烧香去拜佛。"已经多年没有真正和父母过年三十了，这句话点到了我的心坎上。我恍惚间突然明白，越快到回家的日子才会越心存不安。虽然我们平时会因忙碌或回避伤感而失于联系和问候，但深藏在潜意识中的惦记无时不在，甚至是忐忑不安。有时会因相似的人或相似的情景带出内心的情绪，有些淡淡的忧伤。父母在，子仍需远行，现实有时是不尽如人意的。人有生长壮老已，一切都在变化中，一切都是存在，能做的就是多一些满意，少一些遗憾。

今天的阳光很好，空气质量不错，蓝天白云，参差分明。办公室比以往显得安静，能听到自己内心的声音，稍作停顿的日子很惬意，祝福也变得更加愉悦！新春快乐！

2015-02-17

妈妈，你也吃点

"此去经年，岁月静好"，人过中年，似乎变得更愿意安稳守静，远离喧嚣。常常在安然的独处中回首沧海桑田的丝丝温暖和思考未来不急不躁的人生。我想大多数人会和我一样，会不自主地回放前半生的那些久远而深刻的记忆，那多是孩提时代父母那辈人的酸甜苦辣，或是学生时代同学之间的幼稚朦胧，或是初入职场时的青涩坎坷，或是为母教子中的辛苦幸福……对于中学时代的同学记忆变得久远而模糊，尤其是像我这样的"游牧"一族，早已离开了第一故乡，那些30多年前的人与事因失联久了，也就淡了，记忆似乎漂白了。但是，只要存在过，就会存储在你大脑的数据库里，只要启动程序，知道大致的时间节点，便能调用出来，即使细节不很详细，情节变得模糊，但情感的决断一定是明晰的。

周五收到一条简短的短信，是初中时代的一位同学到北京学习，很想念，很想见面。我很激动，因为这位同学在中学时代几乎是无人不知的，那时候，她身怀绝技，武术棒极了，经常舞刀弄棍，组织舞蹈演出，常常让我羡慕得流哈喇子（口水）。因为我的数学学得还不错，有时会受邀到她家一起做作业，偶尔也会给她解释几道题。她的性格很温和，干部家庭，父母和善，家教很好，在一起时很舒服，只是我们不是交往甚密的那种关系。后来她去了一座石油城工作，恍若隔世。我们曾有一次匆匆相遇，觉得有些找不到初中时代的感觉和情感，也就逐渐淡忘了。

约好了周日到家一聚。本想去饭馆就餐，省去下厨的辛劳，但是又不想苦于人群的喧嚣，还是决定在家做几样拿手的饭菜，一是放心食用，二是便于交流。

岁月真是一把刀，削去了不少青春的痕迹。约好11点半去地铁站接她，她如约而至。四目相对，都能认出对方，但时隔30多年，如不是在约定的地点确认，一定会擦肩而过，普通的着装和发式反映了她完全平民化的生活。身边有个高大的男孩，面容略有疲惫但不失率真，戴着镜片不薄的眼镜，给人敦厚稚嫩的感觉。她告诉我这是她的儿子，今年要考大学，她是陪孩子来北京集训的，学校希望孩子报考清华，看来是个很好的学子。她一见我，第一句话就是"你胖多了，是不是胖了有五六公斤吧"，我被说愣了，如果和几十年前九十来斤相比，的确是长势很猛。呵呵，有点穿越了，今非昔比，可见我们都因为对方的变化而有些吃惊，时间确实太久了，不仅时代变迁，连国家早都经济转型了啊……

我做了拿手的大馅饺子，切了卤肉、孜然香肠之类，很简单的午餐，却很实惠。孩子和她一起吃着饺子，我很有成就感，因为孩子吃得很有滋味，吃了不少。孩子吃卤菜时的动作让我顿生怜爱，他先夹了一片给妈妈，用很低的声音对妈妈说"妈妈，你先吃一点"，然后再夹给自己吃。我观察了一会儿，几乎每吃一道菜，他都是这样，"妈妈，你先吃点"，一声呵护，一份情长。

这个场面深深地触动了我的内心，胸口涌动着一股热流，眼眶渐渐地湿润起来，我的目光再也没有舍得离开这个孩子的一举一动。饭后喝茶，孩子会先给妈妈和我斟上，然后会静静地坐在一边背书，喝茶……久违的深刻。

曾几何时，我们已经很少看到乌鸦反哺的感动，不管岁月如何让我们伤过痛过苦过，也不管岁月如何磨去我们曾经斑斓的色彩，若有此番风景，此生应知足矣！我为我的这位同学骄傲和自豪，因为她有这样一个孩子，这才是一份真正的生命的爱的延续……

2015-02-18

寻求快乐的钥匙

常常听到阳明先生的"格物致知""知行合一"，不同的人或者在不同场合，大家都以为自己明白其中的道理，其实混沌在一知半解之中。岁月的滚动和流水般的经历告诉我们一个事实，我们自以为已经觉悟的认知，其实只是明白了其中的道理，懂得如何甄别事物的性质，并没有自觉地将其融入自己的行为，或者真正转变为自己的准则。比如说，我明明知道并且常常作为谈资去说的"事情会有对错之分，但没有好与坏的定论，只是存在而已"，但是在具体的生活和工作中，我依然会在脑海深处对正确的事情产生好的情绪，而对于错误的事情会形成厌恶和不满，如果真正认识到"只是存在"，无须定性，又何必引起内心的喜与悲呢？悟道浅薄，所以遇事才不够淡定从容。

微博、微信有不少"心灵鸡汤"，告诉大家为人处事之道，修炼德行之略，但是那些极致的人格与人性的塑造，其实源于由浅入深的悟道，犹如洗尽铅华的从容和淡雅如菊的清新。一个很简单的例子，我们谁都知道快乐是最重要的，我也常常对同事说，工作要干就快乐地干，不快乐宁可不干，负面的情绪会传染给你的团队，会削弱战斗力和创新力。现实中，我们也会说不要把钱看得太重，有钱未必快乐，健康比钱重要，等等，但实际上却常常因偏执于一个方向而失去了重心。最近我似乎有些"空灵"之后的顿悟。

人都有梦想，梦想能带来成就感和满足感，给你带来快乐和愉悦。在我们的心中，似乎钱很重要，爱情婚姻很重要，知己朋友很重要，事业工作也重要，虽然每个人对每个方面的追求分配了不同的系数，但都在倾心打造自己的理想花园，只是在追逐的过程中，经常失去了重心，本末倒置，须知急功近利之下的光环都是昙花一现，内心持久的快乐源于对理想的执着与坚守。那么，以快乐为主线，那些手段性的需求就登不上大雅之堂了。当然，这不是一件容易的事。我们只有知行合一，启迪内心，才能真正淡定下来，才会少了怨恨和内疚，即使有不可回避的悲伤和失落，也会很快从中走出来。这样，我们便慢慢学会了心存感激，懂得感恩，忘记错误和过去，能面向未来，宠辱不惊，坚持在努力和奋斗中体会快乐，这种快乐能帮助你面对挑战、把握机遇。

你可能喜欢吃东北乱炖，无论炖肉加白菜豆腐，还是粉条豆角，没有肉就不是真正的烩菜，配菜让我们感受到更有层次美味，但如果配比不当，也会适得其反。上周末，我第一次亲自下厨给多年不离不弃的朋友（现在时髦叫闺蜜）做生日餐。因为是半百之生日，我尤为认真地想做一碗美味的长寿面。一早起来先炖肉汤，花了两小时，放凉，撇去油脂，备用；再单用锅下面，水开后，将面盛入碗里；另用锅放肉汤适量，番茄少许点缀，蘑菇调味，洋葱去腻，开锅倒入面碗中。再将清水烧开，打一个荷包蛋，半熟后捞出，放在面上。透过这碗鲜美的长寿面，你会发现，你用心做的是一碗面，因为离开了面就没有了生日的味道。朋友会因为吃到生日面而开心，更因为你用心做这碗面而欣慰，享受便在其中。

每个人出现在你的生命里都有其中的道理，每件事发生与你相关都是命运的一次馈赠。医疗卫生行业的学科体系实在太庞大了，生命现象依然充满未知，似乎穷尽一生仍在边缘处探索。我们会从不同的领域关注健康，关注疾病。近些年，我们投入了很多的精力开展健康教育和慢病防控，细想起来关注的焦点实际上集中在对身体健康的维护，依然是舍本逐末。最近有幸接触到精神卫生领域的内涵和那些精通精神卫生工作的高人，豁然发现其实心理健康更加关乎人们的生存意义。知之不深，不可妄言，但颇有受益。似乎稍明白王阳明"心学"作为心理学理论渊源的由来，似乎感受到知行真正合一并不是为了一个简单的过程，所谓大道至简，必须先得道才能悟得真经。

2015-03-02

真正的生死时速是信息

一直以来，在我的思维定式里，总是把应急处置中的两个关键元素隔离着思考，这两个关键元素就是信息和时间。我常常从应急决策指挥的角度认知信息的重要性，从抢救生命、减轻伤残的方面强调时间的唯一性，因为它们看起来是不同范畴的概念，所以没有真正考虑过它们之间不可分割的因果关联。

其实，在应急处置的过程中，信息是因，时间是果，简而言之，信息的及时准确与否直接关系到应急处置是否快捷高效，甚至成败。虽然一次突发事件的应急成败与否与诸多因素相关，但这两个看似简单表象的因素却最能集中体现处置突发事件的综合能力。在具体的实践中，我不得不承认，这是两个最不易把握的因素，充满变数，直接可靠的信息避免了不必要的时间拖延，一切的过程变得顺人心意，但是很多时候，尤其在复杂的现场环境下，由于现场施救队伍的救援文化不同，信息链条并不尽人意，延迟和扑朔迷离的伤亡信息，不但焦灼了施救者的心，也会在事后带来难以平复的遗憾。当然，没有完全复制的突发事件，即使同一类突发事件，也从来没有完全一致的场景，有些事件的构成可能只是终身的记忆，不再重现，所以，我们不应该对每一个突发事件的处置都求全责备，追求极致的成功。正因如此，实战积累的敏感和预判其实弥足珍贵。没有万能的、可以覆盖所有细节的预案，但可以有把握好对接信息和时间规律的工作机制，以不变而应万变。当然，应急处置的事后检讨机制非常重要，它能帮助我们找出瑕疵，不断修正那些具有共性的缺陷，逐步提升应急处置能力，这也是实战演练的作用之一。这些都必然围绕着信息和时间的节点，有了信息的及时准确，指挥和处置才会高效。

或许是智力和积淀还很不够，直到最近一次的突发事件处置，我才顿悟如何将信息和时间的隧道贯通，再浏览预案，有了更深一层的体会。

这是一件无人员伤亡的火灾，我们收到火情信息便赶往现场，因为现场管制，没有得到伤情救治命令，所以急救车一直在外围待命。与以前的火灾事件起因不同，待命地点远，首辆急救车无法第一时间报告有无伤亡的准确信息。持有现场指挥证是可以和现场指挥部在一起的，但道路拥堵，没有专用通道，即使坐着救护车去现场，车速也快不起来。越没有信息，越无法决策救援力量的调集，这也是救援成本增加的原因之一。

虽然有了一些救援经历，但这次心情与以往不同。从前堵在路上我会无比焦虑和躁动，恨不能飞过去，和自己的队伍在一起，确保救援井然有序，而这次好像心理状态发生了变化，少了些急躁，多了份沉淀过的无奈和难过，甚至有些哽咽，大概是另一种极致心情的转化吧。进入现场，真正感知现场情况，我就变得非常淡定，对于如何调配力量，如何准确反馈信息，何时开通救治通道，等等，心中有数，无比踏实了。

这次突发事件的医疗救援并不特殊，但或许因为心理承受能力的变化，或许是一次不同以往的事件，以至心绪多日停留在那个时点。不知为什么，时间、信息，成了脑海里反复出现的高频词，也许它们不仅影响到事件的处置，同时也左右了每个指挥决策者和施救人员的心理状态，又有些说不清楚了。

2015-03-20

傍晚的天空

　　今天从开会的地点回来比较晚了，吃完饭，天色已晚，快九点了，但还是忍不住想出去走步。其实，今天下午有些微雨，在回来路上，我透过车窗看着模糊的天际，还暗自嘀咕着：不知是雾是霾，空气质量差，但傍晚的空气是清新的。这两三年，走步已经不再是仅为身体健康的需要，基本不带有心理上的强迫，而是心向往之。百姓人家，不需要太讲究的场地，楼旁的停车场是最方便的健康步道。车道每圈大概有 200 米，走一万步便是达标，身心愉悦。因为停进来的车都摆放整齐了，步道安静地闲着，灯光亮度持衡，似乎因为有我这样的人才会增加些声音和生动。当然，也有一些带着宠物的男女在此嬉戏，更多了些色彩，也算是一景。真没想到，当走步成为习惯时，走步便不是走步了，而是心的自由和眉的舒展，大脑似有似无的存在，思考也变得飘忽不定，轻松地植入故事和记忆，总能释怀白日曾有的纠结和难题，这就是走步的快乐体验。今晚的风尤其凉爽，一缕缕抹过发梢、掠过发丝、穿透发际、渗入头皮。原本短路的思维忽然变得清晰起来，抬头一看天空，内心不由得"哇噻"，满目白云成团，安详宁静而柔和，决然没有白昼阳光映衬下的惊艳，因为以夜的天空为伴而宁静，因为以照明的灯光为目而柔和，我体验到因为不必太清晰、太彰显的独处的安全和美好。忍不住用我不怎么样的水平拍下了难得的遇见……

　　思绪不由自主地海阔天空起来。看完电视剧《大明王朝 1566》

后，才真正理解万历皇帝对海瑞说的那段话，大概意思是：我大明江山有长江也有黄河，黄河因泥沙而浑浊，但不泛滥毁我百姓时，不必治理，还能灌溉土地，就像严嵩之所为；海瑞你犹如长江之清廉，也我大明之所求也，但若因之而动摇我大明江山社稷时，依然要废之。想想很有道理，正应了"人过慎则无智，水过清则无鱼"，总有一个区间是清浊相持的地带，提供清浊转变的中介，不必苛求极致，没有绝对的清浊。

数学中有子集、并集，还有交集，有 A 也有 B；逻辑中更是强调这样的逻辑关系，让我们觉得那么闹心，其实是我们没有认识到自己认知的盲区。阴与阳的全息变化更是如此，重阴必阳，重阳必阴，又怎么躲得过阴阳交替的中间过程……长者朋友对我曾经的咄咄逼人之举劝慰过，他说不必事事都说出来，略显尖刻了吧？过去不曾理解充分，随着年龄的增长，我终于明白，对于有些人和事是需要时间的，所谓"看透不说透，还能是朋友"，要的就是等待自省悟道，而不要操之过急，伤了和气。就像今晚的一片片白云，很难看出她的边界和运动，反倒是自在的，不必因白天借着阳光而炫耀自己，让蓝天不自在，不舒服，就好像看到的一句挺中肯的话"你的骄傲会伤害了别人"，还是与人舒服为好，悦人方悦己呵……这就是今晚的天空，遥远但又很近，近在咫尺，又远在天边。

2015-08-03

抗战老兵，您给予我触及灵魂的震撼 1

我们去过不少抗日根据地、抗日纪念馆，看过不少抗战题材的电视剧或者电影，也一定在电视或纸媒上看或者听过老兵们讲抗战时期的故事，所以，我们虽然没有经历过战争，但却在心灵深处已经对抗战时期的历史有了鲜明的态度和立场：我们恨日本军国主义的残暴，甚至因为忍受不了对人性底线的挑战而回避那些灭绝人寰的画面；我们爱抗日将士的英勇，甚至因为他们的大无畏而心疼得祈盼牺牲的死而复生，活着的能够永生。

今天，我去探望抗日老兵，这是我第一次零距离和抗日老兵接触。见到他们，我才知道，我过去的那些体验是那么的浅薄，那么的缺乏思考和沉淀。我只想通过其中的一位抗战女兵，梳理一下我的思绪，同时也作为我急于寻求释放内心体验的表达。

没有征求老人的意见，所以就不说出她的名字。这位老人是抗日女兵，今年95岁。因为年岁，腰背已经弯曲，步履蹒跚，但一举一动依然透出老人的热情和慈爱，还有曾为领导的自信和坦荡，谈吐之间，轻松自如，口齿清晰，思维敏捷，面容慈祥，和蔼可亲。令人惊讶的是她在卫生局党委副书记、副局长和兼任某医院党总支书记的岗位上离休已22年了，但依然保持着如同在职般的责任和情怀。老人一口气能说出同一时期许多从卫生系统离休的抗战老兵，也能如数家珍般地谈论朝阳卫生系统的发展，并引以为自豪，立刻让你感到珍惜而喜欢。

　　老人拿出家乡的大枣和一罐糖果，并亲自泡上茶水，虽然动作已不如年轻时灵便，但努力的动作中已足以让你觉得那么温暖，透出亲人一般的熟悉。我和一起去的同事非常自然地品尝她的一番心意，茶水很香，大枣很甜，糖果不腻，真的很好吃、很好喝。

　　在与老人的交谈中，她有三次哽咽和动容。一是讲到她在敌占区时，眼看着那些 20 岁左右的年轻人，打起仗来像小老虎一样无所畏惧，不怕死亡地向前冲，常常一场仗打下来就没有了。她说："想到我还活到今天，就为他们的牺牲感到悲伤和惋惜。"听到这里，我已经体会到老人对人生的态度，感恩而知足，宽容而努力。二是在那段残酷的战争岁月里，她曾带出自己的亲妹妹一起投身抗日，妹妹 21 岁时，身怀六甲还有十天临产，却被日军机关枪射中，孩子和大人中弹而亡，妹夫也牺牲了……透过老人咽回的泪水，我在不断地体会战争年代带给她的情感冲击和精神创伤，同时更加懂得她作为女性的柔韧和坚强应该源自一直未有改变的追求和信仰。三是说到 1983 年离休后的感觉时，老人再一次眼眶湿润了，她说她对组织有种深深的依赖和依恋，希望自己能为组织多做些工作，离休后似乎能为组织解决问题的机会少了，所以后来在街道做了不少事，工作着是很快乐的。我在想为什么老人到了如此年岁，又有过战争的磨难和失去亲人的痛苦，还能如此充满信心，少疾睿智？其实其中的原因也就不言而喻了。

　　并不是刻意谈到为官之道，老人只是不经意地说，组织曾经让她去另外一个区做卫生局党委书记，但是她考虑到自己虽然经历过战争，但是要领导专业技术很强的卫生行业，面对知识分子多的地方，还是感觉能力不够，做副职还是可以的，做一把手就有困难了，因为做一把手就要有承担一把手担子的能力，才是一种负责任的做法。老兵说得很自如，予我则是刻骨铭心，为什么呢？老兵要是在当下任职呢？但我相信，她依然会如此，因为她恪守的理想信念是那个时代造就了的，或者说她的价值观永远留在了那个血雨腥风、出生入死的年代。他们懂得珍惜、知足、怀念、回忆，懂得前仆后继、永不停息。

老兵是坦然的，老兵是满足的，老兵是幸福的。老兵感染了我，解答了我内心的不少困惑，我好像听到那个年代一群抗日将士的声音……循着他们的声音，我好像找到了许多的答案和未来，最重要的是弥补了自己的缺失，感谢老人家给予我的一次灵魂的洗礼！

祝抗战胜利 70 年纪念活动圆满成功！

2015-08-31

抗战老兵，您给予我触及灵魂的震撼 2

她走了，2016 年 10 月 10 日从八宝山走了，因为特殊的原因，我没有去送她，一直非常遗憾。不知道老人家走的时候的面容，但我想一定是非常安详的！因为她 95 岁的人生丰富而卓越，她的内心是超越了一切的强大，能生为和平战斗而来，又留有不朽向死亡而去；轰轰烈烈为了新中国的诞生，宁静淡泊陪伴着新中国成长。

抗战胜利 70 周年的日子，我去她的家里探望她的时候，我和所有的出生在红旗下的人一样，以为自己已经了解并感动于抗日战争那段峥嵘岁月，但是当我和这位抗战老兵零距离接触并交谈时，才知道听到的、看到的与亲自体验的差别有多大。从那以后我明白一件事，那就是无论什么时候都不要说自己对一些历史搞明白了，无论你有多么渊博的知识，都不要说自己已洞察事物的本质。有些时候仅仅靠视听是永远无法领悟到事物全貌的。

那些埋藏在历史中的故事，随着流年逝水，总有些褪色和淡化，文字和音频记载的历史只是平淡的表象，更多的深层次的东西可能深埋在冰山的底部，尤其是波澜壮阔的人生。就像我和老兵，如不是机缘巧合，有幸遇见，我哪里能体会到一位抗日女战士的刻骨铭心的感受呢？见到老兵的那天，就已注定她是我今生永远的感动，永远的崇尚和永远的怀念……

如果说在家中握着那双抓过枪杆的双手攀谈的过程，曾给予我心灵的震撼，那么她走前住在抢救室里的情景更加让我荡气回肠。那天，我们走进病房时，看到她静静地躺在病床上，监护仪和氧气面罩支持着她的生命。她的两个年长的女儿都已退休，在病房里照顾她。老兵见到我们，眼神略显复杂，我走近床旁，拉起她的手，轻轻地抚摸着她的手，因为打点滴，手背上的皮下有着没有吸收的瘀紫，从面容可以看出她清瘦了许多，但依然思维清晰，听力也很好。我想若不是因为身患肿瘤，她一定能成为百岁老人。

两个女儿说，老兵已经病重了两个多月，但始终不让家人和组织联系，怕麻烦组织，如不是因为医院周转方面给老人增添了出入院的麻烦，需要解决住院困难的问题，子女也不会给组织打电话。老人女儿说的话让我们感到平日对老人关注不够。但老兵的一句话让我们很意外，她说："组织已经养了我这么多年，不能再给组织添麻烦了。"听到这句话，我只觉得喉头哽咽，不知如何回答，因为我们已经很少能听见这样的表达了。那一刻我终于明白了对这一代人的定位——共和国的财富。这财富绝对不是指钱，而是他们从烽火中锤炼出来的理想和信念，无论时代如何变迁，都不能改变颜色。

病床上的老兵艰难地指着远处的凳子说：你们坐，工作忙，很辛苦，还来看我。从她不安的表情中，我可以体会到她的心情，她希望见到组织的人，可又不希望让我们受累。我告诉她，这是我们的工作，你是国家的宝贝，能来看您是我们的运气，我们还想去您的家里，喝您冲的蜂蜜茶和您做的点心，还有吃您家的糖果，您要争取好起来。老人很平静，微笑着看着我们，我想老人对于生与死早有自己的定义。走了的是她的躯体，留下来的精神和灵魂却永远不灭，那是老一代革命者用生命追求的人生价值。

之前，我以为已经知道老人的所有故事，但她还有一些鲜为人知的经历。后来得知，老人的一个儿子在抗战时期被日本兵杀害了，中华人民共和国成立后她曾经患过抑郁症，等等，我想是因为她不想讲得太多，因为那些惨烈的画面和曾经的苦难会带给她过度的投射。我常常想，老兵的内心要多么强大才能战胜自己，走出战争的阴霾，尤其是一位女性和母亲。她的一生可能都活在对战友的缅怀和对战争的回忆，还有对失去亲人的怀念之中。

老兵给我们留下了思考人生的空间，老兵其实没有走，她告诉了我们什么是永生!

　　一路走好……

2016-12-13

抗战老兵，您给予我触及灵魂的震撼3

　　如果你没有亲身感受到她们经历过的那个烽火连天的时代，你就没有资格去评判她们今天的思想和境界。她们是投入抗日战争或解放战争的老兵，是经历过"国破虽有山河在，无家可归母子离；阵前战友同杀敌，战后阴阳相离去"的心理历程的女战士。

　　又是一年过去了，有两项活动是组织必须安排的，而且非常重要，一是老干部座谈会，二是探望和慰问参加过抗日战争和解放战争的老兵。参加座谈会的老领导们大多在 60~80 岁，而需前往家里探望的老领导基本上是 90 岁左右的老人，已经不方便参加集体活动了。

　　老干部座谈会已经过去一周了，但当时的情景一直在我的眼前晃动，或许是触动了我内心某个认知的痛点，反差下得到教育和反省，我每年也曾单独零散地探望老人，今年却是第一次正式参加座谈会。相关部门给我准备了这两年卫生行业发展的材料，我说着说着有点小兴奋，情不自禁地脱稿抒发了一下情怀，本以为自己多年来对卫生行业不离不弃，有了点些微自豪，不曾想那些白发苍苍的长辈们眼圈渐渐发红，神情透出压不住的激动，原来他们从来没有放弃对离开了多年的事业的关注。老干部支部书记今年 79 岁了，平时几乎没有找过组织办什么事，我也多是在他去科室交流工作时无意间遇见。今年的座谈会，由他汇报一年来支部工作，一共有七个文件夹，每个文件夹都是每次学习活动时的照片，每张照片都是一个生动的故事。老书记讲话时语气激昂，语言流畅，尤其说到他作为全市四个老干部支部书记代表之一，在全市老干部工作大会上作交流发言和在自己组建的老干部微信群里得到点赞时的表情就像一个充满活力的小伙子，太可爱了。

老干部们交流意见建议时，气氛热烈。按常理，我以为他们会对组织提出一些困难和要求，心里还有些忐忑，后来发现这恰好是彼此党性修养的差距所在。老干部们只是表达了对事业发展充满感谢，然后就是对退休后如何能做到爱党、护党的方法和决心。有些话是第一次听说，却震撼了心神。"我 86 岁了，我不能为组织做更多的工作，但我能宣传党，宣传十九大，我能把家风带好""我退休了，我的心不能死，每一次活动和学习要按时到，没有组织，灵魂就没有了""按时交党费、关心党的建设是贯穿始终的"……有位老领导曾是卫生系统的第一位本科大学生，她说看到卫计事业的发展，太高兴了，接着就泣不成声了。我相信只有在场的同志才能体会到前辈们对自己曾经付出的事业的那份深沉的爱。突然有很多话梗阻在喉头，我想问自己，什么是真正的"三观"？什么是真正的党性？或者说，什么是脱离了低级趣味的纯粹的共产主义者？就看看他们吧！只是他们思想的财富和资源差点被忽视了，这不是一次座谈会，而是一次真正的、鲜活的党课。他们教育了我们，让我们习得书本里没有的真经，灵魂受到洗礼。

那段时间，我去看了三位女兵老领导，两位是抗日老兵，一位是解放战争的老兵。其实去年已经走了一位 93 岁的抗日老兵，久久怀念的情绪还在我内心深处激荡。带着这种心情，我先去探望了已88 岁高龄、参加过解放战争的老兵，老人状态很好，让人欣慰。她说她依然耳聪目明，只是因为换了股骨头关节，行走不便，不能去参加集体活动了，但每天要看三四个小时的 iPad，了解最新的视讯，要自驾电动轮椅去参与社区家委会的工作，还做志愿者服务，宣传身边的旅游资源。她越说，我的眼睛睁得越大，好奇心立刻被调动起来。环视家人，老兵的长女说她也退休几年了，一直住在一起。从满地的玩具也可以看出这是四世同堂的幸福之家。于是我多问了她一句：您是怎么做到的？她神情略微凝重地说：我们这些人经历了战争，经历了太多的苦难，目睹了太多的事情，内心有足够强大的支撑，没有什么事能打击我们了。是啊，一个拥有强大内心的人，尤其是女人，平时并非是强势的、咄咄逼人的，相反她应该是有韧性和沉着而淡定的，因为她们的心路漫长，拥有经过深处绝境、重生蜕变后而具备的战胜一切伤害的力量，她们的信仰和信念变得坚定而不可战胜，为生命提供了不竭的源泉和动力！

第二位老人是位抗战老兵，93 岁，二女儿陪伴着。茶几上有几种慢病用药，另有一盘香蕉，大概是因为知道要有同志来，特意准备的，因此，一个劲地劝我们吃，哈哈，我们也不客气地落实了，老人笑得开心而慈祥。可能是因为疾病和衰老，老人家行动比较迟缓，交流时的第一个坚定动作，就是从茶几上拿起事先准备好的 300元钱交给我们，她说：这是党费，帮我代缴，如果多了就不用找了，少了我再补。她之后的话语流露出一点遗憾，就是身体的原因，再也不能去参加组织活动了。其间，老人幽默风趣地告诉我们，她们几个熟悉的老干部经常打电话，但就是听不清彼此的声音，电话两边大喊大叫，说罢，自己也乐了。老人还拿起双镜放大镜告诉我们，以前每天看报纸用度数浅的镜孔，现在要用度数深的了。总之，老人很想多说，但时间关系，我拥抱了这位豁达的老人，便离开了。

第三位老人 96 岁了，去年曾探望过，也是这样一个风寒彻骨的日子。依旧是在老旧小区的房子里，老人自然地躺在床上，只是消瘦了许多。她的孩子说前一阵子摔了一跤后，状况就不太好了。握着老人的手，和上次来时一样，她失明了，头脑却很清楚，只是上次她精神矍铄，给我们讲抗战的战斗经历，而这次她只能一直握着我的手，反复说着一句话："我没有用了。"话听着有些伤感，但没有一丝伤悲和抱怨。说着说着，她放下了手。我们把组织的慰问款给她摸摸，她仔细地摸了摸，看似在验证，其实我知道她不是在确认什么具体的存在，而是在体会组织的温度和关怀，因为组织是老兵内心的依恋和永远的家。之后，老兵就沉沉地躺下来，像睡了一样，大概是没有力气继续交谈了。其实生命就是这样，无论如何顽强，衰老终结都是不可回避的人生功课，只是不同的生命有不同的内涵，都值得我们思考和借鉴。老兵是很坦然的。

能去探望老兵，不仅仅是工作，更是我们的幸运。时代不同了，社会在变革和进步，我们大多衣食无忧，但内心却不那么清净了。从战争年代走过来的老兵们有一个共同的特征：我是属于党、服务于人民的。出生入死的她们对金钱和拜金似乎有些天然的免疫力，是骨子里的不在意，这大概就是"初心不变"吧，因为她们比和平年代的许多人更懂得生命的意义，而这远比生命本身更加珍贵。

生命的内涵很丰富，但生命价值的体现却源于深藏于内的信仰和思想，不同的时代可能有不同的表现形式，但根植于内心的信仰不能变。老兵和中华人民共和国的老一代共产党人所展现的傲骨和怡然，也正是无私坦荡、忘我忧国的崇高境界。这些和学历、收入、身份和地位都无关……

向老兵和老一代革命者致敬！

2018-02-07

十一长假随笔1

十一到了，和许多急救人一样，很开心，因为在紧张的一段工作之后，可以获得几天幸福的舒展。不知道从什么时候开始，对长假的期待已经不是单一的逛公园或者吃几顿好吃的，甚或走亲访友，而是有了更加丰富的想象空间。

出游是一种时尚了一段时间的度假方式，从前我并不赞赏举家出游的朋友同事的做法，因为在我看来，那是看着都累的度假方法，倒是觉得睡觉、看片和做饭比较实惠，省力省钱省时，还没有风险。当然，就像从前对于崇尚汽车的朋友一样，我觉着他们对车的痴迷不可思议，那眼神、那动作和那开车飞驰时的陶醉的样子，简直让人觉得代步的工具成了他们心爱的玩具。我也有十几年的驾龄了，但技术不咋地，也很少愿意主动驾驶，后来家里有车了，恰好上下班也需要，开车的时间和机会多了，我慢慢地才理解，车不仅仅是代步工具，更是一种艺术，每个人都有自己对车的认识和个性化的展示，所以有了对车型、式样、配置不同的需求，仿佛在构思一幅作品。有位朋友说，开上车就像插上了翅膀，心都在自由飞翔。所以，我也逐步养成了驾车的爱好，开始希望有时间把车开出六环外，更多地体验远离市区带来的从里到外的舒畅。

或许是工作内容的变化，少了些应急救援背负的压力，渴望没有任何附加的安静，能稍有闲暇地看看空旷的天地，顺便弥补一下对这座城市的认知，便来到这里。这里有不太高的山，有游玩的场所，有标志性的建筑，有现代文明与历史遗迹交融的体验，最重要的是有山水草木天成一体的景色。尤其是距离市区只有 63 公里。中午出发，到达目的地用时两小时，我开得比较谨慎，胆子还是不大。

这里的风景很好，九月菊和蝴蝶兰依然开着，只是不很娇艳。湖边山体布满植被，山底还有水润的二月兰，记得这是未名湖畔三四月份的季花，现在已是深秋，我略有些好奇。在裸露的崖石缝隙，还可见盛开的小花，虽然攀缘得艰难，但依然昂首朝上，虬枝蜿蜒。湖水在阳光和微风下，泛着涟漪，湖面上，孩子们坐着快艇，尖叫声不断，湖北边的游乐场内，过山车起伏跌宕，陶醉了游客，还是比较闹的，因此，沿湖漫步一段，大概看看，我便回房看剧了。把想象留给第二天吧。

2015-10-02

十一长假随笔 2

入夜，游客们累了，游乐设施也进入"休眠"状态，窗外，除了路灯和个别标志性建筑还在闪烁，一切都归于平静。孩子给我推荐了一部抗战谍剧，剧情引人入胜，看到比较晚了，才放手休息。景区的夜晚，目标人群全部卧床休息，环境安静下来，静得让我不大适应了。自以为越安静睡眠会越有质量，入睡会更自然，其实不然，好像有更多的东西争先恐后地挤进脑海，停不下来。突然顿悟：心静人安，不是环境安静才能睡，而是心静才能安眠。似睡似醒，半梦半实。

清晨 6 时有余，天边晨曦微现，我穿衣出门，沿湖慢跑，与昨天艳阳高照的下午相比，我体会到完全不同的感受。因为湖水的温和深秋的寒，湖面形成了一层薄薄的白雾，在水面飘逸，自由随性。因为山水草木依旧朦胧，游客因晚间的嬉闹还在酣睡，所以满目的精致唯我独享。湖面倒映的山水树木，柔和温润，标志性建筑的倒影倾斜如水，但不失规则，可谓刚柔相济，天成一色。

上山的步道是平缓的，沿着足下的缓坡盘山之路，不知不觉就接近山顶。路上没有行人，似乎有些神秘而略有孤独之感，独身一人走在蜿蜒的路上，有点悲壮而不可战胜的豪迈。诠释孤独，不在于身形独立，而在于心的虚空。有种体会，无论任何人都会有亲人或挚友相伴，关键在于他们是否入心。每个人的眼睛里都有照片，不过是有的照片总在眼睛里，有的照片在心里，会随着不同的情境而有不同的体会罢了。因此，一个人的随意漫步也就不再孤单，会有很多的情境再现，有了鲜活的回忆，就等于有了陪伴。静静地，一个人的独处反而变得自然而美好。万物皆备于我……

漫步到山顶的亭子，从制高点向下俯瞰，全景尽收，内方外圆的格局，合乎天道。昨天的顾虑一扫而光，盘山而上之后，又有捷径直插山下。沿途植被整齐，阶梯婉转但错落有致，环境整洁，空气清新，花草芬芳，树木繁荫。正可心无旁骛，以求得悟哦。作为普通人，绝不敢与守仁之龙场开悟相提并论，但也应以理而知行合一，都需要"定静生慧"，需要假以时日，学习和思考。

进中有止，动中有静，一切可及，都在两者之间。稍作休息，得以梳理归纳，也算是休养生息。即便愚钝，也应不断修炼完善。

好时光总是过得飞快，收起，明天值班。

2015－10－03

土豆和可乐的故事 1

认识土豆和可乐有半年多了。它们是两条小狗，据说土豆照看单位的院子有六年了，从现在单位的上一个单位就开始在这里值守，没有离开过，而可乐来的时间不长，哪来的也不知道，反正已经是大院的成员了。据说土豆相当于人的五十多岁了，是雌性的；可乐相当于二十七八岁的青壮年，是雄性的。

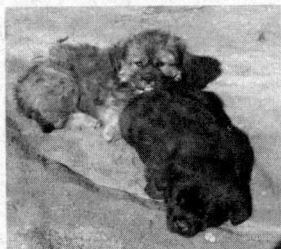

　　遇见这两条小狗还是蛮有意思的。开春的一天我值班，清晨漫步到后院，这是一家非常熟悉和亲切的基层公共卫生单位。刚迈进院子大门，一条小黑狗跑过来，长得很丑但很可爱，脖子上半圈是白色毛发，眼睛乌黑，和身上的毛一个颜色，要不是发亮有神，都看不出来是眼睛，这就是第一次见到的可乐。随着我进一步走进院门，可乐便围着我转悠，阻止我进一步向前，当我嬉戏着进一步走入，一阵犬吠从院子的东北角传过来，原来还有一条被拴着的小狗，毛色黑黄，可能是长期不洗澡，毛色有些晦暗，这就是第一次见到的土豆。我没敢再往前走，因为土豆越叫越凶，还不断地跑动，好像要挣脱绳索扑过来，可乐也越来越逼近我，于是我就投降了，退回到大门外，于是乎，两个家伙都安静了。但可乐并不离开大门，只是立起来看着我，眼神也变得温和了不少，当时我就想，这看家的本事不错，性价比高，附加值高，忠诚度更没的说。

　　之后，因为好奇，我连续几天都去看看，渐渐和可乐熟悉了。偶尔可乐还会跳起来舔舔我的手，但不跟我出院子。后来土豆不知为什么不再拴着，大家上班了，两个小家伙值班守家的任务完成了，放下担子，自由玩耍。可能是日子久了，它们和单位的工作人员相处和睦，大概是你们上你们的班、我们做自己想做的事的那种感觉，偶尔会看着大家的工作，一会就不知道到哪个角落躲阴凉了。下雨的时候，它们会在救护车底下避雨。总之，院子就是它们的家，从不把自己当外人。

　　我也习惯了，只要时间允许，每天早晨吃完早餐就去看看它们，当然不是白看，带上两个熟鸡蛋的蛋黄。远远的，还没看到它们，我就会喊它们的名字，很准，很快就会见它们跑过来，一狗一个蛋黄，它们吃得很快，吃完抬头看着我，得知没有了，就会用眼神和我交流一会，自己玩耍去了。真挺有意思的，给人以满足而开心的感受。

今天是让我最难忘的。早晨去看它们，听大家说土豆怀孕了，哈哈，真是奇迹，土豆的肚子还真的挺圆的。我不大明白，年龄相当于人类五十余岁的小狗，怀孕是不是不大现实了？还是大家记错土豆的年龄了？呵呵，反正是喜事。当然，大家都说不知土豆的配偶是哪条狗，然后又都不约而同地看可乐，再然后都开心地笑起来，实在是太逗了。

不管怎样，土豆和可乐是大家的开心果，感觉真美好，呵呵……

2015-10-09

土豆和可乐的故事2

土豆生了，大约是在 10 月 23 日凌晨，顺产 8 只小狗。消息传开，大家都在不同的时间探望和慰问它，很快，我们的土豆就成了"明星"，受到了大家的追捧。同时，大家也得到了谁是孩子父亲的结果。可以确定不需要基因检测，孩子是可乐的，不仅一看就是一家人，而且其中有两枚和可乐的毛色及轮廓几乎同出一个版本，就连颈部的白色"项圈"都完全一致。因此，大家的猜测得到印证，就更有兴趣和成就地观赏土豆和小狗了。

生完孩子的土豆一定很辛苦，却洋溢着幸福和满足，目光炯炯有神，骄傲与自豪地守护着自己的孩子，看上去毛色还清亮了许多，颇有活力。大家都说土豆太伟大了，一窝生了八个。依据土豆的年龄和表现，应该不是头胎，因为大凡有人进去圈内，她都会警惕地盯住对方的举动，如若伸手触摸小狗就会引起她的抵御和愤怒，或许是曾经的孩子最终都不知了去向，这样想来是挺让人心疼的。当然只有同事小丘可以接近土豆，大概是经常用比别人更多的爱心照顾它们，已被彻底地接受了。

听说，最初大家猜测土豆最多能生四五只小狗，大家早就按这个数量登记领养了。其实土豆和可乐是很平常的品种，大家热情领养不一定是因为喜欢，更可能是因为情感。是啊，不领养怎么办呢？本来土豆和可乐就没有"户口"，"编制"更谈不上了，一下子添丁吃饭的多了，时间长了，生活也无法持续，但是想到小狗满月后被领走后的土豆的痛苦，挺揪心的。

可乐倒是很有意思，仿佛突然成熟了。一是见大家来了，它就远远地蹲着观望，一脸严肃，不像以往那么欢呼雀跃。二是面部表情凝重，眼神不像以往那么灵活转动，甚至有些呆滞。三是毛色有些枯燥，体侧还有脱毛现象，外观不像以往那么青春活力了。或许是看到这么多的孩子有些发愁了，或许是感觉担子有些沉重，但更多的可能是大家围着土豆母子，它觉得自己有些被忽视了。呵呵，原因不好揣测。据说可乐的血统还是比较高贵的。每当大家离开，可乐会在土豆和孩子们的窝外趴着打盹，似乎有些若无其事地和家人过平常日子的样子。呵呵。

和其他动物一样，每条狗都有自己与众不同的经历，都有自己的宿命。愿土豆和可乐一家能有个好的未来和归宿。

2015-10-26

土豆和可乐的故事3

土豆和可乐的孩子转眼就一个半月了，一个个长得胖墩墩的，原因之一就是营养充足。听说如果有小狗不在土豆的视野里，它就会着急地找回来。小狗长大了，能吃狗粮了，好多同事都为狗粮基金捐了款，每天都会有不少同志在午饭或早餐闲暇之时逗小狗们玩。

可是，好日子总是最早过完，明天开始，小狗们就会陆陆续续被领养了。虽然这些小狗不是什么名贵品种，但是在我们的眼里弥足珍贵。土豆和可乐是小卫士，同时也带给大家很多快乐。其实，无论小狗还是其他什么物件和动物，只要你认为珍贵就是最有价值的，如果不在意或不喜欢，再有经济价值，也是没有意义的。

希望是一只只被领养走，否则不知道土豆会多难过，知道大家也舍不得，但这是迟早的事。我们会给小狗编号登记，领养它们的主人可一定要善待它们，因为它们是我们大家的记忆，是一段美好的时光。

2015-12-07

土豆和可乐的故事4

有两周没有见到土豆了，但在微信里常常能看到它的照片，黑色的毛发，短腿肥腰，吃着肉肠，还喝着酸奶，似乎很幸福的样子。

都说土豆是条有福气的狗，在我看来也不完全对，因为要看土豆自己是不是开心。前两年作为母狗，生了三窝小狗，数量不一，但都相继离开了，有不幸死了的，有被别人领养的，也有自己跑丢的。孩子们的每次离开，土豆都会有短暂的伤心，但很快就适应了，反正每次小狗长大点，陪着土豆夫妇玩上二三个月，也就不再依偎着它们，而是自己跑出大院玩去了，有的还能回来，有的就不再回来了。时间长了，土豆自己也知道：儿女大了不中留。只是公狗可乐不见了以后，土豆郁闷伤心了很长一段时间，而且总是朝着可乐经常出去的东墙发呆，慢慢地似乎也就有些行动迟缓起来。

今年年初，我们年轻善良美丽的急救人帮助土豆落了户口，土豆终于有了身份，能让疼爱土豆的人踏实下来，大家不再为土豆没有户口不能违法饲养担忧了。

土豆看护的院子以前比较空旷，现在挤满了车辆，最多的当然是救护车，所以进院子找土豆就只有喊它的名字。当然，听到熟悉的声音，它就会钻出来，一路小跑地过来，先是歪着身体，摇头摆尾地转圈，然后在你的脚边趴下来，如果人多，它就趴在那里，听大家说话，等大家散去，它也就溜达着离开了。

或许只剩下土豆一只狗的原因，大家更加怜惜它。这一年，土豆胖了很多，毛发也变白了，或许是进入老年期了，土豆没有了前几年的机敏，是啊，急救事业发展了，看门的土豆也老了，大家也说有责任给它养老了。

昨天我进了院子里，高声喊："土豆哎，在哪呢？"就见土豆从车辆间的缝隙里快速地跑过来，虽然胖墩墩的，但还是很矫健，或许是很少这么长时间没见面，它见到我很兴奋，从眼神就能看出来，身体摇摆的频率也加快了，引得我开心地大笑起来。土豆嗅着我的鞋子，慢慢地卧下来，我和性格温厚的同事也蹲了下来，土豆顺势仰面躺倒，把它最柔弱的肚腹毫无防御地袒露出来，等待我们给它做"SPA"。我习惯性地用手按摩它的颈项，土豆第一次主动把头放在我的手掌里，像是一个小孩子，头的一侧紧贴住我的手心，像是在寻求爱和温暖。同时，我看见它半张着嘴，吐出舌头，眼睛充满笑意，是的，土豆在笑，那么松弛地欢笑，然后不断地舔我的手，过会儿又把头放在我的手上……

土豆很懂事，每次快到我们走的时候，它都会站起来看着我们，好像在说"你们该上班了"，短暂的相处，土豆很知足，只要我们说"拜拜"，它就知道今天的相处就结束了。每一次和土豆招手告别，我心里也会不由自主地伤感，是因为土豆的衰老，抑或土豆的居所简陋？好像都不是，后来我终于有些明白，是没有可乐陪伴的土豆的孤单让人忧伤，其实无论我们对土豆再好，土豆已经没有了曾经经历的快乐了。

曾经沧海难为水，除却巫山不是云。土豆作为狗，也是如此。我一直在想，或许有一天可乐能回来，还能让我们看到它们俩奔跑嬉戏、撕打玩闹的样子，怕是那段时光似流水般一去不再有了，土豆的日子还是要继续……

2017-08-08

土豆和可乐的故事5

秋天里，单位院子里的银杏叶子金黄金黄的，在午后的阳光下，银杏叶黄得有些晃眼。它们围绕着笔直粗壮的树干，簇拥着散开，偶尔有叶子飘飘摇摇地落单，大地便伸出双手轻轻地接住了它们。还有三天就立冬了，下午的阴寒环绕着每一个生命，凉意让人有了从内向外的感受，白天也变得短了，不到六点天就暗了下来。去看看土豆吧。

有段时间没有去看看土豆（大院的守护狗）了，放松一天的紧绷，走到后院，轻轻地叫了声"土豆，在哪呢?"呵呵，土豆从院子的南边快速地"飞奔"过来，黑黝黝、圆嘟嘟的，略微跑偏的身姿，已经暴露出它一步步地走向衰老，它相当于 50 岁左右的人喽。土豆还是习惯性地围着我转了好几圈，摇头摆尾，黝黑光亮的皮毛在肥硕皮肉的带动下愉快地颤动着。

"土豆好可爱哟!"在我的叨叨声下，土豆开始走到我的足前，一套老动作：触触裤腿、舔舔手掌，然后抬头注视，眼神透出的期待真的是令人无比怜惜，也 so pleasant。我赶紧轻柔地摸摸她的额头和脸颊，揉揉她的颈项，她便又温顺地仰面躺下了。全身 SPA 一会，感觉到她的惬意后，对她说：去巡视吧，我要回家了。于是，土豆翻过身来，前腿立着，后腿跪着，一直盯着我离开大门，让人恋恋不舍。

不过，土豆对我的感情只是行注目礼，如果是后院里的家人，她就很操心地服务了。这几年，后院相继入职了不少年轻人，学历高，颜值还很高，温和善良，都是土豆的至爱亲朋。加班天黑了，土豆会护送他们从后院到前院，直到院子的门岗，看着他们离开后，再回到后院巡逻值守。有一次，我在朋友圈里看到土豆护送一位加班同志回家的照片，真是觉着土豆很伟大，也很自信。上次去后院看土豆，见到一位年轻的中层女干部，她说，每次值班，院子里都是空荡荡的，如果没有土豆陪伴，连觉都不敢睡。土豆每晚都在固定的时间和她去院子里巡视一遍，如果我偷懒，土豆就会不停地叫喊，直到我和她一起巡视完才不吱声了。然后，我在院南边的屋里值班，她就守在院南的屋前睡下；如果我在院北边的屋里值班，她就会守在院北的大门口外睡下，院子里有了什么动静，她就会大声吼叫，这样我便可以安然入睡。听完，我是很感动：一只狗的忠诚和担当。土豆已经是后院大家庭中的一员，不仅有了户籍和狗证，还有了稳定的粉丝群。

土豆有一个缺点，她能准确辨别家人或家人的朋友，也有对陌生人的好恶，就是不会辨别职位的高低，这是土豆生存的风险点，毕竟土豆是一条单位狗。但土豆又是一条特殊的狗，她不属于某个人，她属于集体。她能拿到狗证，也是因为她的特殊和功绩。她守护了十年的后院，见证了后院的变迁和沿革。从后院只有十来个人到现在的近百人，从只有北小二楼到现在四周房屋连片，从院内没车到满院子的漂亮的急救车和其他小车，也从以前的一个小单位变更到现在的大单位，从过去院子里的空寂无聊到现在人丁兴旺的热热闹闹，土豆都是无言的参与者。

土豆在这生育过三次，前后有16个孩子长大离去，土豆的伴侣可乐不见了，但土豆依然还在这里，从不出院门，她的世界就在后院的一草一木、这一群人中。春天，她在院子里踏青，闻着青草的香气；夏天，她趴在车子下躲避炎热和暴雨；秋天，她懒洋洋地躺在办公室外享受阳光的余温；冬天，她回到窝里躲避寒风。她没有高贵的血统和华丽的装饰，没有专宠的骄傲，但却落得潇潇洒洒、无拘无束，除了从来不进屋内打扰大家的工作，后院就是她自由的天堂。

大家都说土豆现在吃刁了。狗粮已经不吃了，蛋黄每天吃不少，还有酸奶喝，骨头不短缺，小鱼时常有……总之，给土豆带好吃的家人越来越多，所以挑食了。平日里人多，东西多，土豆很聪明，她会在不同的地方把多余的吃的埋起来，周末再翻出来享受。只是幸福指数高，健康指数肯定不好，大家都说土豆肯定有"三高"，似乎听力和视力也远不及从前了。是啊，土豆也会有这么一天的，会衰老，生病到终老而去，土豆用她的方式与后院不离不弃，相信大家也会对她不离不弃……

在北大听课的时候，有位教授抛给大家若干个问题，让大家去做路径，最后的结论是"看情况"。以前没有深刻理解这三个字，现在才知道它有着极高的哲学价值。教授告诉我们一个简单的道理，无论处理什么事情都不能教条刻板，要原则性和灵活性相结合，要实事求是，要尊重历史，要有胸怀。规则和科学是硬的，但人文和哲理是软的，软硬结合起来，才会有比较完美的结果。土豆能生存下来，应该就是这个道理，冷暖自知。土豆的故事是一个受争议的现实，就像人们常说的"谁人人前不说人，谁人人后不被说"，但黑的白不了，白的黑不了，道上的事道说了算，也就是天说了算，嘻嘻……

银杏叶黄了，却呈现了华美的景色；土豆老了，却展现了忠诚的可贵。得失就在其间。

2017-11-04

镜子中我们的奥运

镜子是有记忆的，尤其是这面镜子。

8年前，我走进今天的办公楼，开始了卫生行政管理的工作生涯。和同级的班子成员一样，办公室的配置基本上是固定的，只是办公室因为主人的变动，已有的设施往往都不算新的，但都很规整。只是镜子不在配置中。

2008年5月，正值北京奥运会即将开幕的前3个月，最初的办公室在二楼，阴面的房间，前一位主人变换了办公室，清空了个人物品，但唯独镶嵌在套间门后的这面镜子没有挪走。镜子不大，不足0.2平方米，大概是角料，没有边框，但质地很好，能照出真实的形象，似乎还略有润泽，我知道前主人十分讲究，这镜子自然也是不错的。因此，我很幸运，如果去单独寻找一面镜子，或者申请一面，单说简约惯了的我想不到，或许还有可能变生不必要的麻烦。

这面镜子很实用，不大不小，足够使用，颇有得来全不费功夫的感觉，窃喜之。

八年来，办公地点没变过，办公室倒是随着分工的不断调整，变过四次了，其他物件尚未变过，不用搬动，因为办公室的桌椅和柜子都是一样的，只是书、杯子等小的物品需要转移。小物件会因破损或时过境迁，更换或变得无用，只有这面镜子不知不觉地一直跟着我，更换了不同的墙面。回忆当时，镜子遇见我，一定不知道会和我相伴那么久，这应该是镜子的实用决定的吧。

在筹备奥运和备战奥运期间，这面镜子"目睹"了那段铭心刻骨的日子。那时，老局长是位精力十足的女领导，至少是我遇到的"一把手"女同志中唯一一位如此敬业无私、质朴率直、善待下属、亲力亲为的好领导，她白天开会，晚上处理公文，可以因为工作整夜不眠，后来我知道这叫"恨活"。从筹备奥运到战时保障，大家都熟悉了这种生活和工作模式，自然"磨砺"了我们的意志。在老领导身上，我能体会到发自内心的尊重、关爱和理解，很难忘，也是我一生学习的榜样。那时我和大家一样，在单位的时间多，回家休息的时间少，加班加点是常态，洗漱之后必须整理仪表，就是在这面镜子之前。更多的时候，我会对着镜子发会儿呆，静静地舒缓一下紧张疲惫的神经。现在很难表达清楚那时的心情，要是镜子会说话，一定能深刻地描述出我在那时的压力和坚持。

北京残奥会结束的那天深夜，从指挥中心结束值守回到单位，那一刻的松弛终身难忘。老领导和几位中层骨干围坐在一张小会议桌前，桌子上有几碟简单的凉菜，一次性筷子摆在每个人的面前。

与往日不同的是，有一瓶体量和外观很特别的香槟，没等我反应过来，香槟便飞洒到身上，短袖衫一下子就浸透了，一阵的清凉，仿佛告知一段峥嵘岁月的结束，又将带着沉淀下来的成果开启一段新的征程。

刺激和宁静是完全不同的感受。北京奥运会结束后，以为在庆祝的盛宴上，大家会筷子翻飞、化整为零，风卷残云般尽兴，其实不然，反而是一种成熟的平静，镜子映出的却是略带寂寞的表情。面对那些随时可能到来的惊心动魄的工作，我完全没有欣赏盛典的空闲，只是全身心地投入在完成使命和责任的状态中。

老领导在北京奥运后的那一年便优雅地退休了，有五个字能形容，即"光荣与梦想"。不过人的社会性和自然性也有了极好的体现，这是客观的。就像徐志摩诗中"挥一挥衣袖，不带走一片云彩"。这就是存在。

2015-12-10

偷来的休闲

到了年底，父母的影子不仅常常出现在眼前，而且活灵活现地频频出现在梦中，应该是潜意识中堆积的惦记的唤醒，也是长期记忆的自觉，于是乎月初便开始关注工作和生活的设计，空出一周的时间去看看父母。

我把弟弟称为"背着"父母创业的孩子：孝顺的儿女会把父母连同自己的事业一并经营。父母是幸运的，在年富力强时，分担了孩子创业的艰苦，也分享了孩子成功的喜悦和成果；在年迈体弱、不能完全自理的晚年，又随着孩子在天府之城生活。这是个人杰地灵的好地方，气候温润适宜，文化积淀悠久。更重要的是，这里是母亲的老家，也是父亲年轻时考学到此读书的地方，几番的机缘巧合，父母终于让分散南北的儿女们有了一种久违的宽慰和踏实。每次的探望，心情自然略有不同，每次都会足不出户地围绕着他们，用尽休假的点滴时光。健康总是随着年龄的增长而衰减，更何况是患病数年的父母，每一次探望都会感觉到他们的衰老和蹒跚，都会身不由己地心生哀伤和无助，但这又是对我们这些已不年轻的孩子的教育和提醒。失去与得到同在，说不清楚内心的一种隐隐的东西。在这难得的几天，除了陪他们聊天，就是用心释放厨艺，尽可能让他们感到舒适和开心，老人的思维有些片段化了，但是有一点是坚持不变的，就是对子女可能的到来的盼望。昨晚给母亲洗完澡，又陪失语的父母"聊天"，但并没有告诉他们今天走的确切时间，已经习惯了每次悄悄地离开，不忍面对离别时伤感的场面。

北京今天的雾尘太重，新闻报道"143 个航班延迟，83 个航班取消"，接到短信通知，回北京的航班延迟到晚上了。为了不让父母再次面对分离，我没有再回到家里，有些失落的同时，也有一种偷来的喜悦。在天府巧遇圣诞，这两天知道大家在过圣诞节，但并未关注，似乎离我很远，距离晚上还有不少时间，走进 MILAN COFFE，要一杯米兰咖啡，慢慢走进圣诞的空间里，但没有喝出这杯咖啡的真实味道，大概这也是创新驱动的孵化产品。坐在比邻河床、通透的窗边，慢慢领略南方依然山清水秀的冬季，有完全不同的感受，那是只有身处其中并心在其中才能体会到的悠闲。

其实茶道才是这里的地气，只是冬季淡了些人气，"和、敬、清、寂"便散落在这些天府建筑的文化体验之中。在这里，东西方文化有了交融，你可以在分享华道生活的同时，又能体会填满圣诞老人和马车的文化，有时会有些眩晕，不知思绪应该向哪里延伸，呵呵。咖啡喝完了，流畅的 WIFI 也很惬意，背上小包，轻松上路，去机场等候吧，时间总是往前走，流年似水一般轻柔并沉淀着……

2015-12-25

🖋 感谢陪伴

回首以往，总有那么一天，总有那么一个人，或者总有那么一件事、一句话、一个画面，让你回忆和感动，让你重温和联想，并且勾起你内心深处的那一份本真的感动和向往……

陪伴是一种美德。那天是惊蛰，春天的脚步近得好像已经能听得见了，青草温暖的香气也好像就要飘过来了，风吹着脸庞，但已经不那么犀利了。又到了周末课堂，但因为缺勤的人多，所以略显得有些冷清。老师讲得很好，也很认真，授课方式也很有特点，互动中接受了不少知识，我甚至觉得自己在相关方面的知识太过欠缺了，当然也会因为有些同学没来而感到惋惜。这天是这位老师两次两天课的结束，和以往不同的是：下课时，老师并没有抱怨什么，只是说"谢谢你们坚持听我的课，感谢你们的陪伴"。他的话语中没有任何的批评和责备，宽容中流露出慈祥和谦让，给我留下深刻的印象。我想我会记住他，并会常常告诫自己，要感谢人生旅途遇到的所有的陪伴，点点滴滴……

　　陪伴是一种滋养。去年下旬，办公室换到二楼的东南角，不知何故，海芋一蹶不振，只剩下两片叶子，一直没有光泽和生机。尽管我添加了营养，增加了粪土，但半年来依旧没有好转。半个月前，我鬼使神差地把气息奄奄的扶桑也移到海芋的盆里，没有想到海芋竟奇迹般地憋出了新芽，而扶桑也焕发了生机，不断地发出新的嫩叶，长势喜人。在工作之余，我会偶尔望着盆栽发呆，或者用喷壶喷洒一下绿叶，也在想这是为什么呢？阴柔意散的扶桑和阳刚自负的海芋放在一起怎么会有如此奇妙的效果？曾是忙碌的一天，我放慢了思维的频率，品着咖啡，欣赏着它们，恍然大悟，大概是因为扶桑的枝叶攀附着海芋，海芋的枝干搀扶着扶桑，阴柔之性和阳刚之气相互滋养、同气相求。之后的日子让我欣慰，似乎能听到了它们彼此的鼓励和呢喃细语，感谢陪伴，点点滴滴……

　　陪伴是一种美丽。春天真的到了，迎春花、银翘花、二月兰、白玉兰、紫玉兰，还有我说不上的不少花都开了，公园里满眼的花草树木争春斗艳，无限生动。春三月，此为发陈，万物复苏，有说不出的喜悦。来到齐鲁大地，拍到一处风景，美丽的紫玉兰与婀娜的轻质绿叶相守相望，饱吸天地之气，恰是一幅动人的景色。当下的今日今时，远离喧嚣和浮躁，却有了一种别样的感觉，就像是清晨荷叶上的露珠，缓缓地、轻轻地滑入池塘，寂静而丰富，美丽而舒坦。陪伴的美丽，点点滴滴……

　　陪伴是一种坚守。步行开会的路上，路过白墙青瓦的一处建筑，偶尔听见一对老夫妻的对白。老夫人说，你看墙上褐色的印记，斑斑点点，是这爬山虎留下的，也叫常青藤，朝阳的墙面已经绿了，只是这阴面还能看见痕迹，这是日积月累留下的。老先生望着老伴认真地点头，赞许了这种说法。我还真被吸引住了，走近墙体，内心为之震撼，这常青藤也有这般品质，枝条随风摇曳，却不忘初心，用自己的方式，把自己的灵慧镌刻在给予自己扶持的墙体上，印记像墨迹，散而不乱，自然天成，别具一格。就像这对老夫妻曾经留下的生活烙印，有说不出的魅力。坚守陪伴，点点滴滴……

陪伴是一种成长。人世间只有爱是不能谈有付出就有收获的。亲情、爱情、友情、对事业的钟情，等等，应该都是这样，只需要心的坚持和守候，而不必在乎得失甘苦，保持内心长驻的那份执着就会地久天长。有时陪伴苦难依然是一种福分，教会你成长。儿子说，勤劳的人才是最智慧的人。我欣赏这种说法，勤而生慧，陪伴勤劳吧，就会有满满的收获。看到身边不少的年轻人，拥有了很好的业绩，却依然在陪伴挑战，陪伴创造，陪伴奇迹。想必结果的成败对于那些拥抱新时代节奏的人来说并不那么重要，而过程的精彩对他们来说更加珍贵，他们或许是在追求终老之时的那份满足和自豪吧。回忆也是一种美德。陪伴成长，点点滴滴……

感谢陪伴！

2016-03-24

紫色中的蓝调

随着夏季的到来，屋内的绿植争先恐后地蔓延和发芽，无拘无束，自由而任性。今天，微风嘻嘻呵呵地透过纱窗包裹住我的办公桌和我自己，午后的阳光西斜而掠过了我的桌面，窗外高大的、绿叶繁盛的柿子树在阳光下惬意地摇摆，欢快的树叶享受着阳光的沐浴，明暗斑驳陆离。闭上眼睛，有两重声音可以让你体会两种不同的感受：一种是后院里阵阵风过后树叶发出的声音、空气的流动的声音和鸟鸣虫吟的声音，这些声音发自这一片闹中取静的"后花园"，听着听着，内心有说不出的宁静和安详；另一种声音便不在一个频道上，楼道穿行的办事者们喧哗的声音，院落外道路上的汽车发动机的声音和时而尖叫的喇叭声，听着听着，就有急促和不安的感觉，令人心生烦躁，短暂的关注便很快转移回避。或许人为带来的东西有些"莱维特"的感觉，我更喜欢前者的那种能量，能够带来顺其自然的萌动和喜悦。又快到紫色的 7 月。紫色是大家都喜欢的颜色。这几年的 7 月，都能去领略紫色的世界，是件幸运的事。

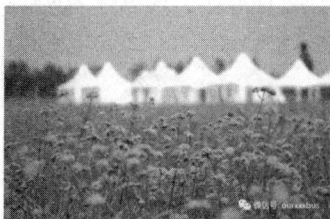

紫色由温暖的红色和冷静的蓝色化合而成。去年，东头隔出的一间活动室需要改造装修，因为四周没有与外界相通的窗户，负责此项工作的老科长建议在东侧的墙体上打开一个窗户，说是不需要

很大，但作用很大，不仅能够畅通气流，更重要的是有"紫气东来"的寓意。真是这样，从此阳光暖暖地进来，缓缓地传递着气息，很舒服。仔细想想，紫色很有贵族气呢！故宫又叫紫禁城，紫色的花也是挺多的，紫丁香、薰衣草、紫罗兰，等等，都很有魅力，都透出那种不温不火的浪漫，不急不躁的情怀，不深不浅的神秘，不长不短的永恒。

我喜欢紫色源于薰衣草。有一年的7月去新疆，路过了美丽的"普罗旺斯"——霍城的薰衣草基地，就像紫色的海洋葱郁无边，虽然周边的土地有些贫瘠，略显出那片薰衣草的孤单和隐痛，但更加彰显出别具一格的花品。前两三年，偶然知道了北京金盏的蓝调庄园，距离城区不远，方便易行。它虽然没有霍城的规模，但寓意却深刻了许多。一个人坐在庄园里可以吹着清凉的风读书、吃巧克力和品红茶，也可以沿着小路随意地散步，闻着香气，听着音乐，放空思想，或者细品一件事或者一个人，还能欣赏到年轻人拍婚纱照或自拍照，这里好像是年轻人的天堂。这两年，随着庄园商业化的开发，又有了温泉、婚纱摄影、蔬果采摘等商业服务，越加热闹起来。夏日的阳光很好，像温泉一样的温暖，阳光下的薰衣草更是迷人，所以很容易让人流连忘返。

蓝调是有些忧伤的意思，不知为什么庄园要起这样起名字，或许是寓意每一种幸福都需要努力，每一分收获都有艰辛的汗水。记得有一句歌词："弹起忧伤的布鲁斯……"蓝调大概就是布鲁斯音乐的味道，所以才会让大家产生莫名的向往。

蓝调告诉你生活是真实的，你可以在这片紫色的花海里学习接受和面对现实，也可以确认五味杂陈才是生活的本真。

紫色中的蓝调。

2016-05-16

咖啡往事

记不得喝咖啡是什么时候开始的，只知道大概是十年前吧，那时毫无咖啡的概念，仅仅当作偶遇的饮料，还是三合一的那种，那时的我不可能接受这种苦哈哈的"黑水"。当然，那时我对茶叶也没有什么概念。

原因很简单，我是"60版"生人，出生在边疆屯垦戍边的兵团，并全程经历了改革开放的年代，因此，学会了所有的生活都是做减法的，越简单越好，喝凉开水比热水简单，用碗喝水比杯子还方便，吃瓜果比喝饮料便宜，直接啃瓜果比刀切的吃起来过瘾。还有，作为第二代兵团人，有点老革命味道的父母，总是告诫我们，学习读书比穿什么重要，工作研究比吃什么重要，于是乎我上学时就喜欢收集笔和盒，工作后就喜欢了专业书和工作服。生来就没有精细生活的体验，粗茶淡饭喂饱了就好，做事玩耍专注了就行。也忘记了换位思考，不知道自己粗糙的生活在别人眼里的样子，倒是附和"如鱼饮水，冷暖自知"。

低头抬头之间，一晃便是数十年。市场发达了，生活丰富了，慢慢认识了还有咖啡这样的饮料。终于有一天我懂了些咖啡的知识，知道咖啡文化的由来，关注过咖啡豆、咖啡粉末和速溶咖啡的不同，并通过对咖啡产地的了解，补充了一些地理知识。当然，为了不忘初心，我也有意识地学习了一点点中国茶文化，知道了绿茶、半熟的茶和熟茶的区别，并且偶尔也能结合自己的体质辨识、四季气候特点选择性地饮用不同的茶类。但更多的还是对咖啡有些偏爱。

开始喝咖啡是为了提神。加班或者需要打"鸡血"时，就会想到喝杯咖啡，哪怕是已到深夜，为了给自己的"发动机"加油，也会"牛饮"一杯，所以，目的不是品咖啡，而是要有助力完成既定的任务。周围的很多同事也喝咖啡，均是提神之用，所以速溶咖啡很受欢迎：方便、口感好。再往后，喝咖啡成为一种时尚。这些年，大街上有了咖啡馆，朋友们谈事或者看书也喜欢到自己喜欢的咖啡馆，买一杯不算太贵的咖啡，可以坐上很长的时间，很惬意，店主一般也愿意顾客这样，可以提提馆里的人气。

咖啡馆依然是咖啡人生的载体，咖啡馆的装修大都比较有格调，褐色永远是咖啡的基色。黑色、酒红色、褐色等不同颜色是搭配，书架、咖啡器皿、油画等，都不同程度地增加了咖啡屋的内涵和气质，既典雅浪漫，又寓意深远。当然，每一个走进咖啡馆的人，都有自己的故事，似乎走进馆里就走进了自己的那份心境，顿时心空了下来，静了下来，专注地上网、游戏、看书、谈事、思考……这时的咖啡已远远不是一种饮料。最终，人们开始品味咖啡人生。

许多人开始自己去制作咖啡，不全是为了喝到一杯可口的咖啡，而是在体验不同咖啡制作过程带来的不同的收获。为了制作咖啡，我们会去准备咖啡机，手摇的、自动研磨的，还有咖啡糖、Coffee Cream 等，开始把与咖啡有关的东西收集起来，如关于咖啡的书、杯子、咖啡罐子、托盘等，即使很少用，摆在那里也是一种满足和享受。大家从喝加糖、加伴侣的咖啡，慢慢地放弃糖，只加伴侣，后来就只喝清咖，似乎随着年龄的增长，我们才真正懂得苦才是咖啡的原味，就像人的初心一般，修回本心，乐得自在。

当然，做起来实际上是不容易的。一个偶然的机会，听到一位中医名家说牛奶的寒性极大，易伤脾胃之阳气，所以，我基本上戒掉了牛奶，同时又听说牛奶的寒凉之性能去咖啡的燥热之弊，以免引起肝火上炎，诱人急躁喜怒，故而买了一种叫作咖啡鲜奶霜（Coffee Cream）的东西，算是自我定制、自娱自乐了。其实，加什么不重要。呵呵。

佛在心中坐，何须身外求……

2016-12-02

向村陶艺咖啡行

很少分段去写随笔，但这篇随笔却让我停顿了数次，主要是总感觉没有能力把内心的想法写透，当然也有时间的问题，快节奏的生活和工作，有时是无法停下来做这样的杂事的。直到我重新翻阅《美第奇效应》这本书，才顿悟出表达无能的原因，也又一次顿悟读书的真正含义。"学而时习之，不亦说乎"，学而知，习而得，温故而知新。

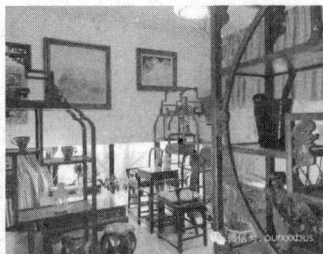

元月 3 日下午去了宋庄。正值小寒节气，虽三九寒意将临，但温阳之气萌动，依然是充满希望的日子。或许是节假日的原因，整个宋庄行人很少，来此参观的人更是寥寥无几，许多店面是关闭的，只有一家古镇静物油画展是开放的，除此之外，还有几家休闲的书画艺人沉浸在书画的构思和笔墨中。想必这也是宋庄的特点，规模不大，似乎自然形成，所以没有整齐而规则的商业气息和刻意的打造渲染，门面犹如平常人家的半居半作，似有表达清高隐忍之感，却有一朝扬名之冀。听说这里最早是执着于书画创作并怀揣梦想的艺人浪迹四海后汇聚的地方，这里的村落环境安静，生活简约，能让并不富裕的艺人们静心创作、提高修为。目前，这里名人不多，但却是走出书画名人的地方；似乎也在告诉来者，这里没有奢华，兴者自来。

宋庄应该不是北京人陌生的地方。2013 年，在北大管理研修班学习的时候，通州区政府的同学就组织大家参观过，有组织的参观自然看得到宋庄最精华的部分，记忆中的宋庄书画展是核心的部分，有国画展，有油画展，有书法才艺的展示，等等，但上次最吸引我的地方是陶艺咖啡馆。我不懂陶瓷艺术，但是喜欢各类惟妙惟肖的陶艺制品，以及夹杂着西洋风格的陶瓷文化作品，别具一格。这也正是宋庄的魅力所在。

在宋庄向村错落有致的建筑中，我找到了这家咖啡馆，咖啡馆的标识是醒目的，相信不熟知英文的人也会认识"coffee"的字样。虽然中国还少有真正意义上的咖啡屋，但咖啡文化和茶文化一样，我们已经耳熟能详了。陶艺咖啡屋的一侧是陶艺展示厅，咖色的外墙透过巨大的四方形购物窗，各类陶艺产品一览无余，让人体会到保守文化和开放格局的融合。这些陶艺是出售的，而且价格不贵。

正中便是咖啡馆了。咖啡馆有着中西合璧的装饰，是宋庄文化的缩影。向村咖啡馆的布局是中式的，古香古色的家具，褐色古朴的坐垫和绿色植被，红绿搭配，欢天喜地；墙上挂的便是宋庄以静物画为主的油画，色彩黄红相间，透出朦胧和欢愉，但又静默和含蓄，咖啡隔断绝无琉璃莎蔓，都是褐色陶艺展示格，但有现代元素的射灯照明，感觉很惬意。用中国的陶艺制品和肯尼亚或者蓝山咖啡，衬着柔和的灯光，享受流畅的 WiFi，时间就在指尖滑过，您知道那种感觉……嗯，就是那种"喝杯咖啡，歇歇脚，把心留给自己"的味道。村上春树说：如果有一个城市没有愿意开咖啡馆的，那么这个城市无论多丰富，都只是内心空虚的城市。当然，中国的城市如果没有茶馆，国人也就缺失了市井，没有了文化的重要载体。宋庄会火起来，我是这样想的，多元文化和多元思维的交汇，点燃创新的灵感，开创未知的领域，这就是差异性思维交汇的魅力，这就是《美第奇效应》的魅力之处。

宋庄的画展，展示的是江西绥远的古村，展示的方式是油画艺术；向村陶艺是中国传统的工艺，同样展示着西方开放文化的内容；在陶艺馆里喝着咖啡，用的是向村的陶艺器皿；古老的咖啡机磨出的是"休闲"，喝出的却是人们对生活理想的追求……其实，我不懂艺术，更不懂油画和陶艺，作为普通人，我总想去领略一下艺术的特别之处，并和同样有兴趣但不是很懂的人一起欣赏，大家在"无知"中找到共同的认知，打破常规，跳出书画家的视野和思维模式，去看待宋庄，每个人都去找每个人的欣赏，云集不同的思想和兴趣，海阔天空，创造时尚。呵呵，生活真美好……

2016-12-03

咖啡那点事

休息日去了趟王府井书店，随手又买了几本关于咖啡的书，书很精致，图文并茂，很有质感，为赏读平添了几分快意。

这几本书分别介绍如何鉴别咖啡、咖啡大全和如何开间咖啡馆，读完后，感觉和我想象的还是有一些区别。我想，世界上的咖啡屋都是不一样的，因为咖啡是有生命的什物，各地的文化不同，对生命的认识和理解也是各异的，因此咖啡的外显形式也应该是不同的，无论是装饰、光线、色彩、内涵，还是服务和产品等元素，都会有各自生命的流动方式。我会找到一间适合我和与我有一样癖好的人的咖啡屋，只要能在那里放大内心的思想和喜好就行。我不喜欢一些咖啡屋太多的配套服务，尤其是提供中式或西式的即食餐饮，那样似乎冲淡了咖啡屋本身的含义。正如品鉴咖啡的书里的一句话：中国的咖啡行业才刚开始。因为真正的咖啡屋或咖啡馆并不需要太大的面积，也一定不是为了赚钱而开设的，所以不需要用快餐来填充。也许每天售出的咖啡杯数不会太多，但一定是以咖啡为主流，因喜欢而动意。原因很简单，咖啡之翼是心的飞翔，主人有什么样的咖啡生命就有什么样的咖啡花舍。到来的顾客可以来此寻找一份心情，或忧伤，或欢喜，或温暖，或沉静……所以，真正体现咖啡生命的是那些空间并不一定在那些繁华的街区，可以是相对偏僻的地方，只要安静、优雅，不必太多的投入和太大的运行压力。

真正的咖啡馆不用担心无人光顾，因为只要时间久了，必然会有同气相求的人会"磁"在这里，共同享受咖啡的味道。当然，咖啡的制作者应该是小舍的主人，他或她必须知道咖啡内涵的生命色调，要能制作出适合不同客人口味的咖啡，满足不同客人的需要，有了固定的客户群，收支平衡就是最好的结果。

每种风格的咖啡小舍，都有自己的文化标识，因此，同一类人聚集于此，多生欢喜，在喝咖啡的同时得到心灵的自由和安慰。常常会见到不少年轻人或中年人在咖啡屋里上网、看书，但坐在那里聊天的很少。在我眼里，品咖啡的人无论内心有多少激荡，但表现于外的宁静才是咖啡生命的基本特征。

咖啡生命总是和书联系在一起，去过一些咖啡屋，都会用零散的书籍装点着比较显眼的位置，书的种类并无规律，可能只是为了有而已。书是咖啡小舍必备的环境元素。当然，如果你喜欢咖啡器皿，慢慢地积攒了很多，也可将它们展示出来，包括咖啡罐和咖啡商标等，这都是不需太多投入的，通过平时的收集，便可成为咖啡生命的亮丽一隅。

不知道你是什么时候想去喝咖啡，书中有一段有意思的话："当你想一个人的时候但不知道是谁，想找个人聊天的时候又不知道找谁；或者想弄明白为什么心情郁闷就是没弄清楚，想笑但又不知道为什么笑的时候，去喝咖啡吧！"哈哈，如果有这样的人找我喝咖啡，我一定会亲自为他或她献上一杯用蜂蜜调制的冷咖啡，上面加少许牛奶泡沫，再送他或她一块纯巧克力，可能一切都释然了，至少能明白点什么。当然，如果有条件的话，我还可以自己烤制些小点心，低糖的，我想那喝的就不仅仅是咖啡，而是归属。

如果真的有离不开咖啡生活的人，那就专门设置一组多宝阁，为他们摆放专属的咖啡杯，放置在阳光能照到的位置，再为他们提供独一无二的随笔簿，随时可以挥洒笔墨，释放情愫……希望他们从咖啡屋出来，就想拥抱整个世界，继续追逐梦想，过一段有意义的人生……

2016-12-05

"病毒" 不喜欢爱

无意中听美国的一位专家说：肿瘤和抑郁与机体免疫力下降密不可分。我想这已经是能感知到的不争的事实。其中非常重要的原因之一就是情绪的"功劳"。情绪有好有坏，好的情绪滋养脏腑，调畅气机，使人心康体健；坏的情绪阻塞气血，郁而成害。那么，它的元问题是什么呢？

近年来，人们常提到弘扬正能量、传递正能量，是的，好的情绪让人愉悦和欢畅，但带来正能量的动力又是什么呢？是慈悲和爱。是的，"病毒"不喜欢爱。爱越强大，人体的免疫力越强，有害的因素越不能破坏我们的机体，所谓"正气存内，邪不可干，精神内守，病安从来"？中医理论告诉我们，自然界有六气，是谓风寒暑湿燥火，六气过度为六淫，阴阳失衡而为害；人有喜怒忧思悲恐惊，七情过度则气机不畅，脏腑失调而病生。中医心理学还有一个重要理论：心主神明论。心主宰着人的七情变化，同时也主宰着脏腑功能的调畅。我们需要保持良好的情绪。良好的情绪来源于我们的修行。如果你没有生而知之的睿智，就一定要有学而知之的定力，不断培养你的平静，学会恬淡虚无，又韬光养晦；心存志向，又豁达包容。既不做一只快乐的猪，也不做一只愤怒的鸟。内心不为情绪所左右，气血调和，自然身轻体健。当然，这不是件容易的事，但唯有如此，方能安然若素。这一切的正论便是你心中要充满爱和关怀，也就是你的快乐要建立在他人的快乐之上。内心总有一抹淡绿，"病毒"便望而却步。

　　其实，情绪是由你的态度决定的。两年前，单位来了一位同级的新同事，很是投缘，每次碰到工作上需要搭把手或者帮个忙的时候，总是想到他，而他从来没有拒绝过我的请求，总是面带阳光，步履轻快，没有过丝毫的勉强，也总是那句暖心的话——"我的荣幸"，因此我体会了心存感激、充满能量的滋味。其实，情绪是由你的境界决定的。今年，我搬进了"新居"，虽然是二手房，一直在不断地修缮，但我很满足。不知从什么时候开始，每天晚上七八点钟的时候，就会有音乐飘进我的家里。虽然我不懂音律，但知道是在练习钢琴，常弹的有最常用的练习曲《卡门》，当然偶尔也会有其他名曲，因为有时时断时续或停顿反复，自然知道是在学习阶段。我的孩子有时嫌吵，有时说跑调了，但是我却一直把它当作一种恩赐，每每音乐响起，我就仿佛看见邻居有一位小女孩或是小男孩在给我传递温暖和慰藉，让我忙碌了一天的身心如溪水般缓缓地平静下来，任随音乐流淌，沁我心脾。

"病毒"是不喜欢爱的，因为爱是美好的，充满了希望，而抑郁见到爱会挣扎。爱若强大，"病毒"便不战而败，但是抑郁见到恶就会拥抱它，就会破坏你身体的屏障，"病毒"就会趁机伤害你的健康。我喜欢慈悲和爱，因为她会带给我爱的产物——健康：身体有力量为健，情绪调和为康。

2016-12-07

心底的颜色

秋天的太阳金灿热烈，但很温和，白云很惬意，蓝天很包容，它们在天上。我抬头，它们就从我的眼睛里暖暖地印在我的心上。

秋天的草木墨绿厚泽，但很谦卑，湖水很清凉，大地很宽厚，它们在地上。我低头，她们就涌入我的视野里，轻轻地汇入我的心里。

秋天里遇到的朋友是收获，但要坚持，生活在同一个时空里的人和人类的朋友——动物，都是命运的共同体，一起吐故纳新，顶天立地。有的无论有多么凶残的本性，都会有柔软的瞬间；有的无论有多么驯良的天赐，都会有激怒的片刻，这都像你内心的颜色。

心里想到的是什么，看到的就是什么，这很简单，但很舒服。大家一起吃饭，你可以加油地吃，甚至吃多了，胃撑得不太舒服，但愿意，因为大家会因为你的好胃口，不由自主地提高食欲，谈笑酣畅，快乐和成就便在其中。内心就像微风吹过，飘着浓浓的绿，因厚重而踏实。

有时，心里想些什么，但不能直观地表达出来，虽然五味杂陈，有些复杂，但也要这样做，不能只有自己舒服，需要不同求同，贵在和。朋友在一起，不是因为爱说，而是怕大家寂寞，说话多了其实挺累，但大家会在热闹诙谐的气氛中淡忘疲劳，获得愉悦。内心就像飘过橘味的香气，热情奔放，共度一段好时光，因为爱说话的人，是善良的人。

每个人的内心都有暖暖的底色，或许有时会有些黑色的霾或灰色的雾，但都盖不住明亮和欢快，就像雨过必然天晴，风过必然云开雾散。

心底的颜色，便是你的世界，由你自己涂鸦。一段人生，一场修行……

2016-12-14

聆听自然

前些年曾经去南方考察学习，路经南方县城——宜兴市，其实这是一次普通的外出，却是我第一次对自然之灵性的豁然感悟。

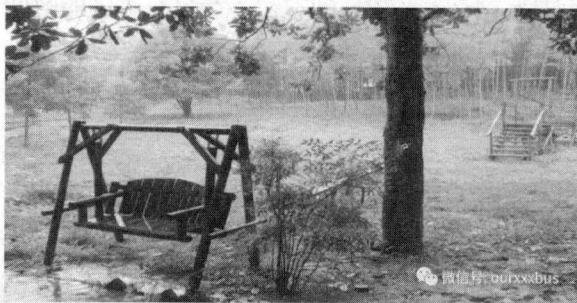

那天上午，在细雨婆娑中，我们来到了宜兴的灵谷洞，洞内是常见的喀斯特地貌，规模不算太大，我很快游览完，与大家分开了。出了洞口，沿着幽静的石板路，忽感走进了梦幻般的世界。我的周围环绕着朦朦胧胧的竹林，林旁草地上是褐色木质的秋千、跷跷板和滑梯，还有若隐若现的天宇，这一切深深地吸引着我。曾经去过欧洲、日本等景色优美的地方，也去过很多国内的景区，有凄美苍凉的，有婀娜清秀的，有古风古韵的，有个性张扬的……但从来没有感到过美丽的自然能走进我的心灵，更没有感到过我和自然的脉搏在一起跳动，生平第一次站在草木旁，或坐在绿地的秋千上，吻着草香、吸着仙露，闭上眼睛，聆听着自然的声音，居然能听得那么真，那么清晰，那么亲近……有雷声、雨声、草声、石声、泥声，甚至细雨和雾珠的对话，偶尔有阳光略过，"野芳发而幽香，佳木秀而繁阴"，大自然沉静而深邃，和谐而智慧，舒缓的韵律，像一首流淌的歌，想象有一对暮年伴侣进入这样的画面，那一定是自然之最，自然与人共存。这是我第一次感到我能和自然对话，我能听见它们的呼吸和喜悦，没有感伤和痛苦，因为一切均出于自然。

坐在木质仿旧的褐色秋千上，细雨被树叶遮挡着，有一位女士过来，微笑着推动秋千，让我飘荡起来，欢笑在我俩之间，竹海的草木雨虫也在欣赏我们，原来天、地、人之间是这样紧密地连接起来，我们彼此读懂彼此，能够相互对话，人本来是可以这样轻松。如果有一天，有人陪我来时，我想他或她一定是我生命中最重要的人，因为只有听得懂我的人生的人，才能共享这种心的交流，感悟人生的宁静和平和。似乎我终于走过了内心的最后一抹阴霾，我开始真正理解生活，试着去更爱生活，因为我好想知道生活中应该有的颜色，这是自然的馈赠，在自然中享受的就是自然给予你思考的东西。

草木有一岁一枯荣，人有一生一轮回。我坚信这点，自然教会我要智慧人生，自然界万事万物都有自己的定律，人在其中必循其律。人与人也是一样，要在定律中把握好共存的和谐之道，顺应节奏和阶段。

离开美丽的宜兴竹海，雨雾中的景致总在我的脑海里挥之不去，我想这是与我有着特殊感觉的地方，因为走过雾雨西湖、烟雨浔南，一切皆寻常，唯此沁人心脾、荡涤心灵。我还要来，在同样的季节，去细细品味其中的奥妙，原来你刻意追求的是如此的卑微，而你不经意放弃的却是如此的华丽。

2016-12-15

一湖之"大"

在北大学习是一件快乐的事。学习三个月不算短，以至于每天都会从西班牙作家塞万提斯的纪念碑绕过去到未名湖畔走走，能看到湖畔西北角有一片翠绿的草坪中零星点缀的紫白色小花，她们静静地躺在草坪中，淡定自然而美丽，低调安全而素雅，带给我无限的遐想和思维的延伸。我用手机把她们拍下来，顺手发到微信朋友圈，即刻就有朋

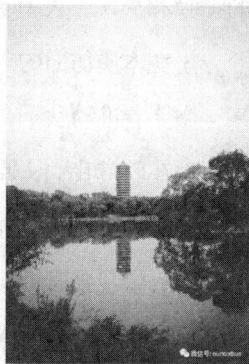

友告诉我，这花叫作二月兰，每到二三月就会在燕园盛开。

由此而放眼未名湖，更觉走近北大的妙不可言。虽然每周都会有机会在湖边绕行，看着春天唤醒的湖面，涟漪千千，体会着春风摇曳的树枝，慢慢吐绿，却未去思考她如此巧作天和之好之中的冥冥之义。绕湖一周有不同种类的树木，他们以花草为伴，以湖水为衬，竟然也浑然一体地衬托出北大的精神积淀。湖边有一年四季墨绿的松柏，无论任何天气变化，都会岿然不动地坚持在足下的土地，枝干坚挺，难以撼动，宛如北大人坚持真理、自强不息的精神；有枝条伸垂在河面之上的婀娜细柳，树干旁逸斜出，倾向河面，嫩绿的柳枝与粼粼的水面亲吻，成为最受注目的景物，也是湖边最有分量的色彩，意如北大博大精深、勇于探索的精神；有盛开的迎春花和桃花，传播春的信号，黄的纯洁艳丽，粉的温暖宜人，百花散发着严冬之后久违的味道，形似北大人智慧引领、创新求实的精神；湖的东南面还有几棵略显沧桑的大树，枝干都似有苍白，因为正好与青灰色的博雅塔一起落在人们的视野里，景致自然延绵，所以只有当我们刻意地将湖与塔看作整体时，才会把这几棵延迟逢春的树木收入眼底，似乎只为对比而存在，恰是北大含蓄内敛、崇尚科学的精神。四种树木构成了自然而不失华丽的景观，也蕴含了生生不息的北大精神。当然，北大思想的深邃和厚重远不是我们接触数月就能悟透的，走近北大不等于走进北大，我想这也是来到未名湖的人，总是不由自主地流连忘返，或总被一种内在的力量深深吸引的原因。

一直想为什么会叫未名湖，我想恰是北大的智慧之处，绕湖一周虽用时不足一刻，但一湖之"大"，却涵盖天地人三才合一的自然法则，应该是以未名而更能够名扬天下，让中外游客和学者不断去体会和挖掘那似乎心里了了却又口中难鸣的浩瀚精神，这就是北大的魅力所在。

2016-12-16

蜿蜒向前

有一千双眼睛，就有一千个世界；有多少片落叶，就有多少个故事。这个时节，走出城市距离繁华越远，视野就越深、越广……冬天的北京远郊苍凉了不少，树木的枝干干褐了，树叶飘落在无际的荒野，回到土地的怀抱，期待下一个精彩的轮回。当然，没有了树叶衣服的大树裸露了，但蜿蜒的虬枝更加刚健有力。

远离城市的水库，水质洁净，湖面清净，没有了喧嚣，只有山形树影倒映水中，若隐若现，你似乎怎么也看不透真正的玄机。

今天雾尘，但是距离远郊越近，远处的朦胧慢慢变得清晰起来，蓝天与水库很近，远远地也会握手相连。可能真是年龄的关系，原来能看清楚的风景已经在模模糊糊之间，越想认真地欣赏，就会越变得模棱两可，越看的时间久了，就越多了一份神秘的分享，似乎它们的背后都有着一番故事，那才是我真正想要欣赏的风景。

话题收回来，说说这个镇子。山路是蜿蜒崎岖的，但道路是平坦的，山体有些散落的白雪，像是撒上去的，沿途会见到很有特点的小镇 Logo，乡土色彩很浓，但一点也不土气，就是让你看到后就不会忘记，尤其是有一块人造青石碑，用不同时期的古汉字刻着"寿"字，很有历史感和文化底蕴，不自觉会勾起你无限的遐想。偶尔会见到孤零的城堡或者展示碑，写着"王志仙话"什么的。总而言之，这个地方一定有故事，是需要透过苍凉探究那个遥远的、热热闹闹的时代。

踏上黄土地，站在依山傍水的村落里，思想就无法停下来。村长指着水库说，这里是《还珠格格》里五阿哥的太子陵，我顺着他的指尖眺望，浩渺的水面除了一叶捕鱼的小舟和水天一线的模糊，难以确切地知道在哪里，不过在冥冥之中内心似乎领会到那些先前的人事就在山水和天地之间。当然，站在那片土地上，的确是有些被唤醒的知觉。

每个人都会看到自己能看到的世界，有的人止于看到的，有的人止于看到的和看不到的，有的人根本不在意能看到的而是在意看到的背后的东西，如同就事论事、就理论事和就道论事的不同。

人生的确是一场修行，修到什么程度，就看个人的造化了。呵呵，不管道路如何蜿蜒，生活始终向前……

2016-12-19

赤水河岸的雕塑

这是个神奇的地方。不是因为没见过如此的灯火阑珊，而是没想到的意外惊喜。

生平第一次来到赤水市，在我的脑海里，这是红军四渡赤水的地方，又地处边远山区，想必是和其他红区一样，遗址遗迹，古刹古宅，经典圣地，民俗依旧。其实不然，赤水市刷新了你的认知，从里到外地把你带到了另一种视野和境界。

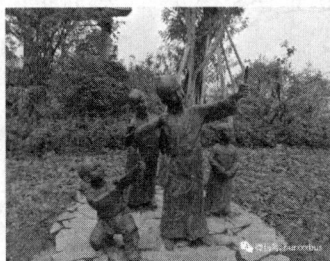

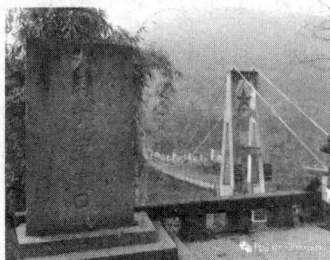

赤水市是一座明珠城市，至少我是这样认为的。从土城遗址出来，所有的同志和我一样沉浸在四渡赤水、用兵如神的意境中，久久不能自拔。在前往赤水市的路上，我的思绪在飞，曾经在电视剧和电影里呈现的战火纷飞的场景，和着土城战役纪念馆里陈列的实物和模拟情势不断在眼前闪现，内心无比激荡，久久不能平静下来。过去的那些平面的、静态的认知一下子变得无比苍白，如果没有从遵义一路过来的震撼，过去一直形成的那些对党史中长征的理解会永远停留在肤浅的"自以为是"之中。一路的沉思也让我得以静静地凝视着窗外的墨绿。因为是下午，当大巴驶入赤水市时，已是夕阳西下、暮色垂帘，跃入眼帘的是城市繁华的夜景。道路两旁的路灯造型考究，大型电子屏幕提示的是现代统计信息，错落有致的建筑在辉煌的灯饰下，有些现代城市独有的奢华和迷幻之感，完全不是我认知底板的颜色。这种视觉冲击一定不只是对我而言，一定是所有初来圣地的客人们共同的感受：暮色下，饱吸着湿润清洁的空气，享受着竹海覆盖的重峦叠嶂之美，尽收着赤水河两岸明暗相间的建筑连廊，这一切，似乎在冲淡内心充斥的四渡赤水，挺进雪山草地的战争岁月……

赤水市是一座充满生机和活力的城市，至少我是这样认为的。昨天晚上，不少同志和我一样，忍不住好奇和欣喜，走出了宾馆，来到了对面的河岸。说是河岸，其实已经是打造得很好的步道，规划设计得非常人性化，不多赘述，就是那种走着走着不想回去的感觉。我走得不远，只是静静地走了一段，遇到三处供行人驻步停留的地方，有花草树木，有木制座椅，似乎取其闹中有静之意，但吸引我的是几处黑色人体雕塑，夜色下，有些令人心悸，但留有一丝余念。或许因为旅途颠簸，或许夜色下的赤水太过神秘，尽管城市依然活跃，我还是匆匆一览，便回去休息了。

赤水是一座充满记忆的城市，至少我是这样认为的。今天清晨，我起得比较早，洗漱收拾物什之后，情不自禁再次穿过马路，来到河岸的步道。赤水的清晨，七八点的样子，依然是雾气缭绕，但是昼日下的轮廓已是隐约可见，对岸零星散落着村社，或明或暗，步道上已经有不少晨练者在漫步或者小跑，宠物狗也很活跃，追随着主人撒欢。朦朦胧胧中我去确认昨晚的疑惑，时间关系，我在昨晚经过的三处缓冲地带找到了雕塑。三处雕塑都是孩子们轻松欢快的情景，每一处雕塑都是三个孩子，表情动作各异，但都充满了生活的气息。转头去看河岸的护栏，红褐色的雕塑迥然各异，四渡赤水的红军人物形象惟妙惟肖，但都透出英气，和那些欢快的雕塑形成鲜明的对比。何也？

坐在去丙安古镇（红一方面军驻地）的路上，我顿悟：从那些充满欢乐、幸福生活的孩子们的雕塑上，你仿佛看到无数红军战士的身影，这是那些先烈为之流血牺牲的理想和信念。踏在这片红土地上，体会着红军烈士在天之灵面带微笑的注目。这座城市的发展和建设就是他们的夙愿，人们和平年代的幸福生活就是他们为之奋斗的目标。雕塑孩子，就是期冀未来，孩子就是赤水市生生不息的力量。我是这样想的，不管是不是原意，但我真的很喜欢那些雕塑。

心理学家荣格说：你生命的前半辈子或许属于别人，活在别人的认为里。那么不妨把后半辈子还给你自己，去追随你内在的声音。过去，我是从专业的角度领会这段话，但是走过赤水河岸，我懂得了另一层含义，那就是我的前半生如果在意名和利，那么我的后半生要回归自己的初心——健康快乐而有境界地生活，不是为自己，而要为更多的人能健康快乐有境界地活着。

如果再来赤水市，我一定会收获更多。因为我不相信仅仅一天不到的时间就能领略到多么深刻的东西，很多还在我们记忆和理解之外。

缅怀！崇敬！博时！精进！

2016-12-27

写给 2017 年的朋友们 1

新年伊始，这两天在想，我能为大家写点什么？告别了人生唯一的 2016 年，又过渡到人生唯一的 2017 年，其实这是很自然的时间和空间的延续，只是流年似水，没有岁月可回头。我们喜欢说的一句套话："过去的一年可圈可点，未来的一年我们还将继续努力，再创辉煌。"其实在时代背景下，一年跨度后的情势大多没有太显著的变化，基本上还是那些人和那些事，如果有什么改变是重要的，那就是我们的思想和格局。记得有一位讲授公共政策伦理的教授说：大家都说知识爆炸，其实真正的知识没有那么多，就那么几条规律，掌握了也就触类旁通了。我想大家真正的人生都在"道"上行驶，淡泊而有滋有味……

总结 2016 不是一件简单的事，"总"和"结"完全不是一回事。当我们把一年的生活和工作像流水账一样盘点下来，确实不少，但能归结出几条的并不易。就像我们做出的计划似乎有了严丝合缝的论证和交流，但过程中又有多少人加以监测和评估，从而及时调整？结的时候也一样，用很想尽快了却的心理去匆匆掠过痕迹，轻装迎接又一年晨曦。当然，也不乏思考者。

就在今天，我收到了一条彩信，来自于民营机构的管理者。彩信认真分析了国际国内局势变化，也从一个侧面反映出疑虑和焦灼的心情，"我们总怀揣着过了这道坎，前方道路平的美好希冀一路向前，然而生活却以过了这道坎还有下个坡的现实拥抱着我们。生活不是特别苦，也不是特别甜"。其实，看到这我已经很有触动，但看完这段话，我便有些感动："2016 年无疑告诉了我们这是一个变化的时代。明者因时而变，知者随事而制。有些事不是看到了希望才去坚持，而是坚持了才看到希望。"不管怎样评价，这段话都体现了勇者的一种追求。但我要说的是，无论"势"（外部环境）如何变化，都需要凝练出一点味道，以便于理性前行。时代的确变化太快了，"术"（科学技术）的规则和方法让人目不暇接。互联网变革了我们的生活，需要我们重新变革我们的思维和观念，唯有如此，我们才能坦然面对，心态平和。

这是个多元迭加的时代，我们首先要变革的是恒久持有、故步自封的传统思维模式。其一，我们必须要有归零意识，需要扬弃。归零是痛苦的，但没有归零就无法融入新的理念，导入新的方法。其二，我们必须要有"互联网+"时代的网络思维模式，而不是坚持线性的思维模式。唯有这样，我们才能摆脱知识束缚，改变原有的思想格局。所谓有实力者勇于引领潮流，既要胸怀推动政策环境的优化，又服务于时代之变革；既能百折不挠，也懂急流勇退。而平和之士也要懂得顺势而为，助力进步与发展而不受困扰。这就像一个杯子，倒入开水后，呈现出不同的色彩。

2017 年是美好的，做民生健康事业的迎来认识好时节。环境友好、社会和谐是主旋律，"互联网+N"的生活方式拨动着我们的心弦、刷新着我们的记忆、诱惑着我们的眼球，你只需要知道变是常态，不变是特例，也就没有了焦虑和疑惑。所以，去读书吧，书籍会提升你的素养；去实践吧，科学会提升你的能力；去面对变化吧，变化能够涵养你的定力；去丰富你的内在吧，它能荣养你的魅力！

2017 年，你不仅需要健康的生活，还需要有境界地活着，因为体健心康才是健康。心康需要境界，境界源于你执着地追求自己的理想，源于你不断改造自己的世界观。

2017 年，你一定要意识到这个匿名时代的到来，更需要和谐的力量，为他人活着的利他行为是这个时代倡导的道德风尚，努力让自己珍视每一个生活细节，让德行天下。

2017年，你更要脚踏实地地做好每一件大事或者小事，不图虚荣浮夸，因为你做的是给自己的，不是给别人看的，只有懂得韬光养晦，才有可能厚积薄发。如有"势"一定要有作为，若无"势"则顺势，总有一片天空会让你安然若素。

写给朋友们，也是写给自己的……

2017-01-02

写给2017年的朋友们2

明天就是年三十了，上班路上的拥堵没有了，城市安静得有点不适应，车顺了，精神好像也爽快了不少，放眼望去，前方一览无余，舒服得连轻度雾尘的友好度也快速提升，雾尘可以忽略不计。大概这就是典型的身体感受决定了心理感受，围绕着关注点的转移，对比产生了愉悦。

凡事都有内在的必然性和偶然性。当初推出"写给2017的朋友们1"时，还有一个小小的故事，原本没有"1"这个小尾巴，那是我修改存档时为了与原来的题目有别而加的，在推出文章时，有心无心之间，就直接推出去了，呵呵。当时还觉着有点小遗憾，没想到今天看来恰好是妙笔生花之作。今天特别想祝福朋友们，便有了续篇"写给2017的朋友们2"。

其实这两天一直在想和朋友们说点什么，始终没有找到最有意义的话题。在认知的迭代时期，大家祝福的形式在微博、微信里已经丰富至极，动漫、音乐、电子贺卡，等等，真让人有些眼花缭乱，无数浓浓的温暖划过眼帘，丰富了节日的快乐，但似乎还少了些什么，是心与心的对白？是感悟与感悟的交流？好像在新年到来之际，仅用丰富的语言和画面似乎苍白，新的时代，应该有一些新的祝福……今天一早我收到一则微信，深深地启发了我。

首先，祝福朋友们继续追逐自己的人生目标，不管是生活的，还是事业的。但您的目标一定要具化到现实的人生榜样，否则无法说服自己。当然，这个榜样的内涵可能是某一方面的。今天清晨的微信来自于引领我思想的人生榜样。我从来不敢说我们是朋友，因为职位不在一个层级，思想深度更有差距，几年来没有过面对面的促膝谈心，也没有过饮茶薄酒的交流，更谈不上阿谀奉承的献媚，一切如行云流水般自然，落花流水般写意。我感谢自己的职业专业的性质，能被需要，也就有了为他人一视同仁提供帮助的机会，这机会或是服务于工作，或是服务于个人，都如《大医精诚》中所言"凡大医治病，必当安神定志，无欲无求，先发大慈恻隐之心，誓愿普救含灵之苦。若有疾厄来求救者，不得问其贵贱贫富，长幼妍蚩，怨亲善友，华夷愚智，普同一等"，用心行事，凡事视如己出而为之。所以偶然的机会，为榜样做了力所能及的事，从而有机会在电话里和短信里经常触及她的精神追求和思想。当然，有时会从不同的会议和场合聆听到精彩的讲话，而且都是远远地欣赏和关注，但深受启发。更主要的是，对于我这样一个普通人，提供了力所能及的帮助，却得到了非同寻常的收获，每逢我可能遇到困惑的时候，都会收到微信或语音信息，让我感受到连身边的上级或同事都忽视的体验，她在遥不可及的地方都会知道和看到，让我感动，体验到被关心和被尊重，让我充满正能量和鼓励。这与身份、地位无关，所以我认定要学习她的思想和智慧，做快乐的人。她更加让我坚信人各有志，不必强求效仿世俗所为，要淡泊名利，志存高远，多感恩，不抱怨，做事尽责，做人低调。干什么都要名副其实，不虚妄，要懂得德位相配，厚德方能载物。不管是哪方面的精神领袖，他们一定都在你身边，好找……

　　祝福朋友们新的一年从普通的善心善为中获取更多的成就感和快乐，尤其是亲力亲为帮助那些地位比你低，收入不如你，事业不如意、生活比较艰辛又正好有缘分遇见的人。善为不在于物质和金钱的资助，而是发自善心的尊重和略显卑微的姿态，让他们感到世界的温暖，树立生活的信念。比如，您可以给打扫卫生的清洁员问候一声节日快乐，可以在她爬高上低擦玻璃时递一下抹布，或者见她感冒了，告诉她注意身体，再或者把家里孩子穿不上的衣服送给她乡下的子女，都行，只要有心，就有不同的方式，足以温暖他人、安慰自己。当然，有时他们也会从家乡带若干枚自家的鸡蛋，或者乡下的红糖，等等，都不多，也很普通，但很稀有，你要收下，那样他们会很开心。不用担心，俗话说"人过慎则无智，水过清则无鱼"，关键是你的心干干净净，懂得对社会责任和回馈社会的给予。

　　祝福朋友们的孩子都有进步和成长，孩子是家庭幸福和快乐的源泉之一。我想说的是放低姿态，亲近孩子的内心。有的时候，不少家长到了不惑之年，才会关注和认识到我们教育孩子的智力不够，学习不到位。比如，我们还不懂成长心理学的基本知识，孩子就长大了。我们这代人经常用健康换取工作的成绩和进步，或者应对获取生活资料的需求，适应快速变化的世界，忽视了孩子们已经步入高度信息化、多元发展、思维碰撞的时代，基本的生活需求已经满足，他们可以选择喜欢做的事业，提高智力发挥的性价比，所以我们要学会尊重，学会示弱。还有就是你看不上的孩子的缺点就是你身上的缺点，哈哈，以前都以为是孩子的问题，其实是我们家长的问题，我们要学会从自己身上找原因。逆向思考，放大孩子的优点，那也是你的优点，就会有成就感；缩小孩子的缺点，因为他们毕竟是我们的孩子，家长要内归因，一定是我们的心理投射带来的影响……

最后，还要祝福朋友们身体健康，首先是心理健康，要懂得"贵生、贵知、贵和"的理念，要心康体健。健康实际上不单纯是一个专业的问题，关键是我们的心性在发挥作用。健康的核心是你有正确的价值观，知道自己要的是什么，自己的能力在什么位置，智慧地把握自己的方向，找准所在的人群，选择好目标定位，有这样的"人常知足心常态，人到无求品自高"，健康的基础就有了，就不会如祥林嫂一样唠叨，愤世嫉俗，气血不调，百病生焉。其次才是获得健康的方式和方法，比如广场舞、健康步道等，还有治理空气污染、优化食品结构，等等。

鸡年就要到了！让鸡的金嗓子每天拂晓唤醒我们，早起床，早歌唱，早锻炼，早耕耘，都有好收成……

2017-01-26

来自北方的问候

今天上午小朋友约好了要拿点特产到家里，我也告诉小朋友我会不在，因为一早要出门去参加一项培训工作的开幕式，培训会在一家社会办医机构里举行。当然，我还是第一次去这家机构，机构的布局风格和家伙什都很有中医的古香古色，四周隔墙是红彤彤的底色，搭配考究的褐色木制设施和黄色花纹坐垫之类，宫廷御医一般的装饰。每层都是诊室环绕的大厅，其中一层的大厅有数张茶桌，座椅低矮宽敞，方桌宽大洁净，与其说是候诊的好地方，我倒觉着是喝茶的好去处，呵呵，爽心悦目，更重要的是由此预示的这项事业的发展将是形势喜人的。开会往往也是见到某方面大咖的机会，聆听他们的三言两语却道出了至理名言，免去你劳顿思考的时间。

直到开车往家走，才看了手机一眼。哇……小朋友发微信说已经将特产放到家里了，有酿造的野生蓝莓和北国红豆。头脑有些茫然，何为"北国红豆"呢？耳边响起曾在童年就熟悉的那首唐代王维的诗《相思》："红豆生南国，春来发几枝？愿君多采撷，此物最相思。"当然这不仅是恋人之间的相思，也是朋友之间的相思。至于北国的红豆就不知道有什么说法了，或许只是品种不同而已，有些好奇。

回到家里，看到了这两种果酱，委实刷新我的眼球。的确是两罐果酱，不同的是无论蓝莓还是红豆，都浸泡在果汁里，干净透亮的罐和干净整粒的豆，真的是干干净净，就像这位小朋友，朴实、透明、踏实、勤快，又不乏智慧和深厚的思想，真的也是干干净净的感觉。有时候我在想，如今，那种不计得失、不扬善表功的年轻人好像不太多见了，或许是我们这一代人跟不上时代，世界观不适应潮流了，才会有这样的看法。

想起去年最后几天去看父母的路上，在重庆机场转机的时候，看到一本书，叫《知行合一王阳明》，作者度阴山。书套上赫然写着四个比书名还要粗硬的字：道破天机。书的封皮底色焦黄，很有些历史感和沧桑感，于是我饶有兴趣地拿起这本书。书上醒目的一段话证实了对"知行合一"的另一种诠释："知行合一"的"知"，不是"知道"，而是"良知"，是一个人与生俱来的道德感和判断力。找到并遵循内心的良知，复杂的外部世界就会变得格外清晰，制胜决断，了然于心。当然，我们且不去评价两种说法的对错，但唤醒良知、启发善良真的是我们需要大力倡导的，这和哪种社会、哪个时代、哪段历史时期无关，这是人类发展的共同追求。无论是农业时期、工业时期，或者是当前的后工业时代，一切的社会活动都是围绕人的发展与进步，但根本不可抛弃。"良知"比"知道"要深刻很多，我更欣赏前者。其实放下这种过于形而上的描述，我们只需要知道唤醒内心的善良和本真，充分调动自己的潜能，用正确的观念去做正确的事，而不是简单和盲从，就是很好的了。

我把两罐豆果酱放在阳光照射的地方，很有宽心的感觉。蓝莓一颗一颗的，红豆一粒一粒的，在阳光下都红灿灿的，原来蓝莓的光谱中，红色也是主要的色带。我又把它们放在阳台花丛之前，逆光照一张，暗红色的样子也很有特点，暗得柔和，暗得神秘，看不透，不同的条件自然造就不同的结果，但都是果豆。

和小朋友是忘年交。做事时，小朋友是不用说就能一拍即合的那种；相处时，小朋友又是一见到就会心安的那种；遇到难题时，小朋友就是几句简单的话就能减压的那种；有事交办时，小朋友就是让你可以完全托付的那种……知足啊！

朋友不分性别年少，没有谁是主导，只有若包容的天，宽厚的地，为心灵送去温暖和煦的微风，为思想沉淀出日积月累的美好……

2017-01-16

爱是无言的行动

开车上班最好的陪伴就是听收音机或者是听碟，但是一旦车载的音乐光碟反反复复地播放后，好像对于排解堵车焦虑的作用就衰减了，倒是听听"大明脱口秀"什么的娱乐广播很惬意，嘻嘻哈哈中，也就晃到了单位。最近几天，电台里播出一则公益广告：爱不需要语言。广告在讲故事，谈到哈佛录取学生的主要条件是报考的学生是否参加过公益活动。不知为什么，每次听到这个公益宣传广告，内心都会有种萌动，还想做公益。是啊！当互联网帮助我们实现更多的需求和价值时，人与人之间的独立性明显增强，人们更加趋向于通过关爱他人获得内心的幸福，而爱便通过无言的行动融入我们的生活和工作中。

爱可以无声地融入公益事业中。随着社会的进步，越来越多的人喜欢参与公益活动，用自己的一臂之力温暖他人。"精准公益"是现在常提到的词，没有极致的爱，就没有精准的公益，只有用爱心编制爱的藤萝，才能盛住公益的重量。大爱无疆，大爱无声，大爱的人不会注重渲染，爱到一定的境界是默默无闻、不计得失的奉献。在我们的专家志愿者队伍中有一位国家级专业领跑者，也是这样一位宁静致远的智者。他的本职工作很忙，但当我们去贫困地区技术帮扶时，他会一起去，我每每看到贫困地区医院的医生围着他，听他指导查房和疑难病例讲解时的执着和耐心，看到周围医生那双双渴望求知的眼神，都会让我情不自禁地感动，他那时的眼神会变得具有无比的穿透性，关注着每个医生的表情，回复他们的需求，那时我由衷地顿悟：眼睛就是爱的窗口。

爱可以无声地融入医疗的全过程。很多医生不再是机械地解除病痛，而是把技术和艺术相结合，更人性化、最大限度地为患者服务。周末参加中科院某专科医院的年终绩效考核工作会，麻醉科的工作汇报谈到了麻醉唤醒，应该是麻醉技术和艺术相结合的体现，就是手术医生和麻醉医生为了精准地实现手术最佳效果，在脑部手术的过程中唤醒患者，以最大限度地保障患者的脑部神经系统不受损伤，让患者更有质量和尊严地活着。是啊，形式不总是大于内容的，其中倾注的就是"爱"。

爱可以无声地融入你的职业选择。有的时候，我们最不了解的就是自己，无论在企业中，还是在公共管理部门，我们有时总在和别人比较，不可避免地用自己的短处去比他人的长处，结果内心会有些酸楚和起伏。其实你在什么社会群体中，就应该选择什么定位，德不配位的选择往往就是一种失误，这种失误带来的缺位和错位，是失爱的一种表现。因此，我们可以用爱去筑就职业的未来，就是用普世价值观看待自己，这样无论对自己还是对他人都是公平、正义和自由的。认识自己，放弃失误，也是一种爱。

爱可以无声地融入管理。爱就是生产力，没有哪个下属不喜欢善解人意、诙谐幽默的上级。人们都喜欢在轻松舒缓的情绪中完成既定的任务，压力应该是适度的。公共管理伦理中有三种责任：法律的责任、行政责任和道德责任。是的，许多岗位都有新老管理者的更替，确实有一种普遍的现象，同一个岗位，不同的管理者履职会有不同的业绩，有的把一项事业带到了巅峰，有的稍有起色，有的甚至平庸平推。除了能力和学识的不同，重要因素还在于人格的影响力，一个懂得关爱的上级，一定能善于调动每个人的潜质，用愿景作舟，用爱做桨，协调配合，共同驶向每一个人内心的彼岸。

"山近月远觉月小"，其实爱无处不在，爱的行为点点滴滴，不在大小，而是在于她在你内心筑起的那道坚不可摧的信心……

2017-01-09

冬天暖阳下的杜鹃花

喜欢北京的冬天，因为即使是寒风来袭，只要在室内就能沐浴到暖暖的阳光，不像曾经生活三十余载的边陲，受到纬度的影响，冬天的阳光是很稀有珍贵的。所以，即使遇到北京雾尘锁日的时候，我也没有那么多的失落和抱怨，因为知道会有暖阳的日子，美好的感受终将到来。

今天，忙忙碌碌的上午很快就从指尖滑过了，草草地吃过午餐，就急不可待地回到办公室，因为中午在单位的时光是极为惬意的。我可以靠在办公室桌旁的椅子上，懒懒地瘫在里面，四肢松垂，眼神散漫，一切都在似有似无之间，很享受的感觉呵。今天尤其是个好天气，太阳透过大窗户，暖暖地包裹我的身体，像盖了一层淡绿色的毯子，舒适而柔和，温暖而令人沉醉。似乎想睡一会儿，可又不忍心错过享受这短暂的暖阳普照的时光，于是任凭心底的那些照片忽隐忽现地飘出来，遐想自由地蔓延，或真或假，或喜或悲，虽然都是往日或未来的那些平淡的味道，但足以满足内心的放纵，当然偶尔也会泛出的一点点莫名的忧伤，大概是人人都会感觉到的那种人生总有无可奈何的缺憾之感吧……

移目到咖啡机旁，老朋友这两天送来的杜鹃花依然红彤彤地绽放着，太阳下有些炫目，并与沿着窗户攀延的绿萝形成了一幅春意盎然的图画，但窗户内外就像是两个世界。因为窗外的柿子树已经是光秃秃的枝干，喜鹊已经早在深秋就啄空了树上的柿子，几乎一个不剩，柿子树合着一片苍凉的外景，着实是冬季的无奈。毛色黑白相间的两只喜鹊端立在二层露台的房檐，闭着眼睛，懒洋洋地晒着太阳，苍凉下显得有些百无聊赖。我当然会聚目于眼前的温室，感受妙不可言的舒适。

我从没有养过杜鹃花，也不知道花落枝枯的样子，但现在是热烈的。联想起年轻的时候从舒婷的《致橡树》里知道了木棉花，"我必须是你近旁的一株木棉，作为树的形象和你站在一起。根，紧握在地下，叶，相触在云里"，即使现在诵来也是感慨无比，多美的感觉啊！橡树很幸福，木棉也很幸福。木棉花的确是热烈的，红得有些耀眼，尤其在今天的暖阳的照射下，更加生动和鲜艳。

有时候我在想，其实我们有如同其他生物的生命过程，或者说只是拉长了的生命。看着盛开时节的杜鹃，就像在回忆曾经最光彩的青春年华，有生命力、有创造力，是那样的知勇无畏。这株杜鹃花也会有怒放之后的凋零，但却孕育着她将走向另一段生命的过程。当然，无论她获取的养分是否充足、花期是否够长、花朵是否艳丽，都是她的宿命，决不会再有回头。我们的生命旅程也是一样，无论是精彩的，还是平凡的，甚至是不幸的，都没有什么奇怪的，都是一段人生历程，接受它就是了，哪有对错好坏，每一种人生都是这世间的一种作料，都是构建人群色彩的元素。所以，要努力尽量极致地发挥好自己，在力所能及的范围内，尽量把想做的事和想过的日子都计划好，因为你的每一个日子都是唯一的，度过的不会再回来，就像蒲公英种子的每一次飘落，也只能是渴望再一次的重生。

冥冥之中，杜鹃花的颜色暗了下来，阳光移步西斜了。我突然想到特朗普，他已是古稀与杖朝之间，却还能像杜鹃花一样惹眼，顿时感觉生命的广度也是不得了的，所以要不浪费、不放纵，坚持做想做的事，永远继续下去，所谓不白走一回呵……

当然，每个人都有自己的运和势，终归来是常态，走也是常态，有聚终有散。所以，无论哪种人生，都要懂得惜时勤俭、重情知爱、恪守气节、从容淡定。

美好的时光总是过得很快，留给下一次的期待吧。心里刻着杜鹃花的底片，接着工作吧……

2017-01-12

记忆的内存

公众号"曦星心 BUS"运行已经有 2 个月了，目前应该很快将能开通留言功能了，之前有朋友们的留言，通常在后台运行，不能及时回复和交流，我很有些惭愧，但想到今后会有直接和大家交流的平台，内心很是窃喜。

前些日子，接到一个电话，对方说了很多感谢的话，大致是关于曾经帮助解决过就医指导的事，我还是像熟悉的老朋友一般地谢绝了对方作为感谢的不同举措。结束通话后，我一直在回忆这是谁？是哪一件事？但是始终没有想起来。或许因为职业的原因，会经常出于责任，积极去协调和救助，常常想不是每一位需要帮助的人和你都有缘分，都能给你一次帮助别人的机会，遇上了就是要你伸把手，能帮到别人什么程度就是什么程度吧，丢什么，也不能丢了德行。这样的事做得多了，也就不可能都记得住了。更何况自己就不是一个善于记人记事的人，也就见怪不怪了。

有时迷惑，是不是记不住许多人和事，代表记忆力差呀？好像也不是，为什么有的人和事记得清楚，有的完全遗忘？

有时，看到身边很多的同事和朋友都在聚会，除了没有听说幼儿园的外，有大学的，有中学的，有小学的，等等，很多人甚至不辞辛苦，从不同的地方相聚在一起，能想象那种久别数年或数十年后相逢的喜悦。羡慕之余，反省自己，居然差距甚远，肯定比别人失去不少相聚带来的快乐时光。

我想不起来小学的同学了，只是记得有几件难忘的事。上二年级时，那时还兴画"三八线"，因为画得不公平，和同座打了一架，并且是在课堂上，之后就被老师领到办公室站了两节课，只记得身边有个篮球，就玩了一会，后来又被请了家长。爸爸回家没有说我什么，只是看着我摇摇头，并说转述老师的话："你家的孩子有种特殊的乐观主义精神，别的孩子受到批评会流眼泪，你的孩子无所畏惧。"那时的童年很愉快，冬天，爸爸用精湛的车工技术为我设计制作各种能在冰上抽打的"螺纹钢牛"，只记得小伙伴们很羡慕，爸爸可是20世纪60年代初从南京考到成都上学、毕业后分到大西北兵团的小知，技术不错。夏天和小伙伴们去摘沙枣，有一次，把新衣服划破了，妈妈揍了我，然后放点糖精把沙枣煮了，很好吃……如果说还记得某个同学，就是和我家住在同一排房子把头的某同学，因为我们常常一起去拔野菜，能看到遍地的野花和采蜜的野蜂，尤其是蒲公英，轻轻一吹，就会飘落飞扬。还有苍耳子，常常挂在我们的衣服上，那段风景很美好……

我能想起几个中学同学，因为中学有两年在南方老家读书，回来插班的班级没有读多长时间，就分班了。那时有快慢班，我连滚带爬地去了快班，班上的同学都很有些个性，大家的精力多放在学习上，只记得三五个青春期过于表现和躁动的同学，还有就是我有些羡慕嫉妒恨的学习太好的两三个尖子生，名字样子都能记住，更多的同学就记不住了。

一晃大学毕业都三十年了，感谢热心的同学，也感谢微信，使各奔东西、没见过几面或者毕业后还没有见过面的同学在虚拟的网络中相聚，慢慢地回忆，再看看照片，基本上能对上号了，心底还是无比欣慰的，因为那毕竟是我们重要的人生经历，无论从专业的角度，还是工作的角度，现在都是那个起点的延伸，也是认知从懵懂逐渐成熟的开端。

工作这些年，单位、岗位、圈子，等等，来来去去，匆匆忙忙，聚聚散散，能沉淀下来的人和事，的确不多，对我而言，多数如流水般逝去，浅浅地淡去，留下的就是铭刻心底、用心呵护的人或事。现在，身边有一些小朋友，那是需要我帮助他们坚持和发挥潜力的新生代；有一些情趣品格相融的同事，那是为我提供动力和支持源泉的力量；还有一些跨专业的时代精英，那是我及时获取前沿思想和理念，并心甘情愿分享收获的兄弟姐妹。这些人都可以很少见面，但都是我心底的挂念。

大家经常笑话我，一个学习力不错的人，记忆力怎么这么差，尤其是远期的记忆。我只好为自己开脱：大脑内存有限，删除是为了腾出空间，存储新的需要，但不是全盘删除，而是选择性剔除那些只是符号和空格的字段，有的或许放在了独立的存储空间，偶尔会打开晒晒……

有一个专用术语，叫作选择性记忆。也就是说，人们往往只能记忆对自己有利的信息，或只记自己愿意记的信息，而其余信息往往会被遗忘，只是挑选出对自己有用、有利、有价值的信息储存在大脑中。我想，记忆一定是双向的，是双方都想去记住才能记住，有的记忆深刻而久远，与现在遥遥相望，成为生活的佐餐，有的记忆不断推陈出新，不断构建新的生机活力。

"换我心，为你心，始知相忆深"，与曦星心 BUS 走起……

2017-01-22

让模糊成为常态

常言"五十知天命"，当然是先尽人事，方能悟得天道、真知天命的。

五十的人开始有些恐惧人生，开始瞻前顾后，开始力不从心而不再较劲，开始变得得过且过，呵呵，最有代表性的生理变化就是五十的人看书也慢慢地模糊了，即便戴上老花眼镜也会因为慢慢出现的白内障而失真不少。

眼镜不能总带在身边，穿针引线、读书写字可以随意戴上，但是还有不少场合你会很尴尬，比如，洗澡时看不清是洗发水还是润发乳，尤其是相同牌子的姊妹装；服药时看不清说明书；上台发言看不清发言稿，呵呵，等等，尤其是读书多了，或者其他近距离用眼多的地方，视力疲劳，更觉眼睑松弛，眼睛重坠，真是无论虹膜、睫状体调节能力再强，也架不住老化的晶状体功能下降。

怎么办哦？

让模糊成为常态才是本事。聋子眼更明，瞎子耳朵灵，五十的人就借点心力给眼力吧！其实，很多时候，只需要把字形和物状传递给我们的心力，让我们50年的磨砺和记忆发挥作用，让我们的眼睛似看非看，就能节省很多目力。呵呵，真是奇妙的方法，如同我们适应身体的变化，就像由年轻锻炼身体时的跑步变成现在的走步一样，在新的阶段建立新的平衡，就像小神医举的例子一样，假如你的身体以前是宝马的发动机，现在就是奇瑞 QQ 的发动机。没关系，只需要依据身体的变化，把自己的气血阴阳调整到新的水平，依然能睿寿不减。这就是天命呀，顺天之道，大智慧。

就把模糊当作常态吧，模糊地看，模糊地写，认真地听，大概地辨，强大你的心志，一切如同从前。怎么突然想起老子的"道可道，非常道；名可名，非常名"，恒长变化的东西，说不清楚了，供同龄人参考，可能有帮助。

2017-01-23

✎ 不老屯镇的冰绒花

这是今天的故事了。上次去不老屯镇董各庄村是 11 月底，是初冬的时节，可见密云水库的水面荡漾着碧波，湖水清澈，涟漪绵绵，

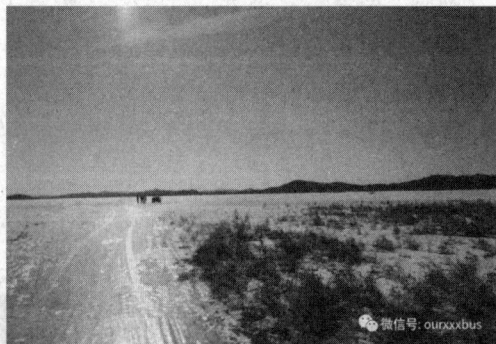

🟢 微信号: ourxxxbus

像秀美端庄的淑女，落落大方。现在是深冬了，山区里还是寒冷了许多，寒风吹过脸庞，真是生冷生冷的刺痛，湖面已经是冰雪世界，一片肃穆，颇有些凝重的深沉。

湖水结冰了，轿车都能驶上冰面，可见气温的确比城里低了许多。走上冰面，因为有雪，所以并不是很滑，低头细看冰面，真是稀奇，干净的冰层，夹杂着纯白棉絮般的雪印，让人突然联想到那首动听的经典歌曲的名字——雪绒花：干净晶莹，又小又白，祝福祖国永远美丽。看着冰层和透过冰层的湖底，不由涌上一股依恋之情——冰绒花：洁净轻盈，奉献添彩，营造快乐，固守不离。冰层像天空，弥散的雪印就像天空中的雪绒花。

冰绒花是美丽而坚韧的，就像这里的父老乡亲。据说为了保证湖水不被污染，湖边设置了两道防护网，所以村里不能种植和饲养，湖边和山上面积不大的栗树和核桃树便是村民们仅有的收入来源。村里有贫困户，政府发放一些补助，所以，他们是贫困村，但他们把守护湖水当作自己的义务和责任。似乎他们也没多想什么，脸上写着的就是简单和平和。我们带着慰问的食品和义诊的专家来到村委会会议室，村民们整齐地坐在自己的座位上，聆听台上的讲话，见证签署帮扶协议，然后有序地排队义诊，真的很让人感动！他们在为城市的供水牺牲自己的利益，但毫无怨言。

冰绒花是爱的守候。严冬时节，村民24小时值守湖水，挂职的第一书记告诉我们，在防护网大门边的那间简陋的小铁皮岗楼里，没有暖和电，值守的村民要承受寒冷和黑夜的孤寂，以保证湖水的安全。这看起来是普通的值守，但日复一日的坚持，岂能用一种普通的意义去衡量呢？

冰绒花是唤起心灵那份美好的天使。一行来传递爱的同志们都说不虚此行，这里的山水感动着大家，这里的村民传递着善良。有的时候不需要表达，那种简单热情的眼神和淳朴直白的快乐就足以净化我们的内心。天好蓝，云缠绵，依山傍水的村落，就是最好的栖息之地。

遇见冰绒花一般的老大娘，好可爱的，她年岁已高，听不见了，牙也没几颗了，带着红彤彤的帽子，黝黑的脸上透出的是满满的幸福和满足，看着她孩童般的笑颜和举止，禁不住搂着老大娘，就像拥抱美丽的冰绒花，似乎人生没有什么不能释怀的委屈，也没有什么放不下的难题，可爱的老大娘，喜庆开心……

冰绒花，冷到彻骨，又浪漫美丽……

2017-01-24

初一漫思游

喘息着把大年三十 High 过去了，从上午开始，家人们就忙碌着做家务，打扫卫生，洗晒床单被褥，贴福摆件，等等。午后，主厨开始准备年夜饭，都倒腾差不多了，5 点吃团圆饭，然后是规定动作……看春晚。要说的是，这些事一点也没耽误指尖全天候穿梭的微信、短信、短信、微信，不停地转发、粘贴、复制、排版、再发送……似乎恨不能把所有的心里话和问候都能在最早的时间传达出去。回首看来，这简直是一个漂亮的项目管理：时间为轴，家务和操作手机不间断交替，各类事宜串联与并联无缝衔接，有效运作，最终全部如愿，很有成就感啊……

春晚历来是过年的规定动作。一般晚上 8 点前要吃完年夜饭，然后全家端坐在沙发上收视，而且每个人都有自己喜欢的节目和演员，我每年都会等着看冯巩和他的小品。这些年，春晚好像没有以前那么热闹和吸引人了，也是，真难为电视台了，同类同质的节目要满足不同的喜好，还不能重样，换谁也都会感觉有些众口难调、黔驴技穷了。尤其是既要符合大众口味，还要满足个性化需要的大型文艺晚会。

不过，言道是"行到水穷处，坐看云起时"，春晚的未来就随时事变化吧，就像过去一年的不能改变的人和事一样，就随它去吧，无论是欢喜还是遗憾，都交给未来。不说春晚了，说说春节。其实，这些年的春节已经是不少人心目中长假的代名词了。三十晚上吃得也逐渐清淡，许多平时疲于工作的人也不再有精力熬夜，而是等候与新年钟声一起齐鸣的鞭炮声一过，也就蜷卧在暖暖的被窝里，惬意、舒心地开始又一轮手机虐，把心底的那些挂念和祝福输出之后，便带着对过去一年的眷顾，进入新年的遐想中。但有些舍不得睡着，因为睡着了就不能享受有意识的休闲时光了……

初一的清晨有些雾尘天，放缓了节奏的生活似乎轻飘飘的，躺在被窝里，隔着空间和同样在被窝里的孩子慢聊，能有机会不断地碰撞思维，交流一些共同关注的话题和交换一些不同的看法，非常开心。说到生活和做事的习惯，我很中肯地说他做事太慢，孩子说："不是我太慢，而是你太快。"

这句话似乎在提醒我一些什么，是啊，这些年，周围的一切都在快速变化，包括社会文化、经济发展、科学技术、信息网络等领域，在互联网时代，相互综合，跨界融通，资源的界限越来越模糊。以前以为落后的是自己的学识，其实落后的是我们的理念，随着新思维、新观念的更替迭代，我们经常遭遇的焦虑和急躁已成为常态。所以，我们生活匆匆、工作匆匆，依然觉着有些招架不住。需要改变……

工作中需要时常慢下来回回头，把"自我"在整体的"无我"中检视一下。因为个性化和创新性理论和实践依然要遵循规律，要有"事、理、情"的综合，否则就是一种拔苗助长，后患无穷。换句话说，如果"一切都用科学来衡量，其结果会把人变得苍白而枯燥，缺乏自由和热情"，那么或许科学实践中加入些人文思想的理念，才能克服太多的功利，才能达到尊重他人、对他人负责的境界。

生活中也需要慢下来顿顿脚，去看看周围的世界，去发现美和崇尚美。就像"零落成泥碾作尘，只有香如故"那样，去欣赏自然、体会暗香；就像"乱花渐欲迷人眼，浅草才能没马蹄"那样，去放马踏青、触摸春光。总之，世间多少美好事，也需要慢下来品味之！

所以，无论时事如何生变，身处何处，能把握好快与慢，就好有一份安稳与从容……大年初一，停顿下来，之后走得更实在！

2017-01-28

品出好滋味

可可、咖啡、茶并称当今世界的三大无酒精饮料，刺激兴奋的可可，浪漫浓郁的咖啡，自然清新的茶香……不同职业和不同文化背景的人，都有各自不同的喜好和选择，这些是显而易见的。无论你喜欢哪一种，体会的都不是它本身，而是你内心深处的需要，或是无数信息汇集而成的心理依赖。

我们这些稀里糊涂在大西北长大的 20 世纪六七十年代生人，喝得最多、仅见过的就是砖茶，因为边疆地区气候寒冷，喜食肉类，尤其是牛羊肉居多，其味鲜美，常常止不住嘴，之后的砖茶就是饱餐后很好的消食解油腻的上品。多年后，条件好了，市场丰富了，才知道茶还有那么多的产地和品种，中国的茶文化如此博大精深。但茶始终没有主导我的生活，或许与许多同龄人一样，半生匆匆而过，完全疏忽了感受清新、体验美好的需要，几乎把岗位当成了生活的全部。

　　年轻时曾经在某地进修，每次下手术台后，主刀医生喜欢就着印度红茶吃夹心巧克力，我也就随着一起品味，当时的感觉真好，也就介绍给了其他朋友。后来有朋友问我：你说吃巧克力、品红茶是极品味道，尤其是黑巧克力，为什么会把眼泪吃出来？我说：你一定不是在吃巧克力，而是在吃心情，如果吃的是心情，什么样的心情就会吃出什么味道。一台手术下来，红茶就着巧克力的味道让你精神愉悦，缓解疲劳，但如果在惦念或者伤感的时候，吃再好的巧克力也会让眼泪噎住，尤其是纯度高的黑巧克力，因为纯度越高就越苦，不过这还是在吃巧克力。

　　很长时间以来，我喜欢上了喝咖啡，也喜欢上了咖啡器皿。我一直纳闷，为什么咖啡馆那么受人欢迎，那原本不是本土的东西。时间长了，似乎有些明白，但也说不清楚。从卡布奇诺、蓝山、拿铁、摩卡等常见的品类，到不同工艺的猫屎咖啡，总之，都是不同的味道，但都是在 Coffee "种" 下的不同的 "属"，都是原味的延伸品。咖啡也早已不是单纯的饮品，不同的人走进不同的咖啡馆，也会要不同风味的咖啡，而且，会因为陪伴不同的人而点不同的咖啡，应该是为了传递不同的情感。平日有种体会，一句 "来我这儿喝杯某某咖啡吧"，似乎彼此的距离一下子拉近了许多。所以，咖啡是爱的味道，咖啡是博爱的象征，是传递各种情感的暖宝。无论是爱情、友情、亲情、同事情，一杯可口的咖啡，简单而便捷，一切尽在不言中。

　　已经有些时间了，看到业内发明了 "邵医咖啡" 品牌，是医院推出的咖啡系列，虽然我不知道是什么味道，但一定是该家医院的文化载体。很有些启发，突发奇想：如果有一天，曦星咖啡也有人做出来，不管是何种文化的内涵，都不错呀！嘻嘻，生活真美好！有梦想的日子就是晴天。

今天，好朋友送我一只青花釉陶瓷摆件，镇宅用。仔细欣赏，瓷器没看懂，但寓意看明白了，朱红色的寿桃，上方有三个字："仁者，寿"。我有点顿悟：仁者，博爱仁义，幸福他人，便可长寿。陶瓷摆件上的寿桃不仅是长寿的象征，也是长寿之源。今天吃饭，侄女说人多吃饭香。是啊！春节不仅是吃团圆的饭，还是在"吃"团聚的喜悦和欢乐。所以，无论饮茶、吃巧克力、喝咖啡，都不仅是品味道，也是品人生的滋味。

2017-01-30

给心灵种植快乐的使者

心理问题和心理疾病终于成为高频词汇，似乎相关的需要变得越来越具体和实际。处理医患关系需要、问题大学生需要、失能老人需要、失独家庭需要、企业员工需要、公务员需要、公安干警的需要，等等，这种唤醒甚至使我们对身边人的心理关怀和心理需求也变得敏感起来。但是，当我们面对官方统计的约17%的人有不同程度的心理异常，诸如焦虑、抑郁等情绪反应时，我们其实无法应对，因为我们缺少专业的心理工作者和专业的精神科医生，专业的服务机构和医疗机构无论数量和能力都还不足。正因为这样，当我们蓦然回首，我们的一支 EAP（员工帮助计划）队伍才会在灯火阑珊之处，像一束绝傲夺目的百合，清香淡雅，绽放光彩。这是令人无比自豪的。不管你愿不愿意承认，任何一段工作经历都会使你进步。从事公共卫生管理工作的那段日子，对我的精神卫生领域起到了扫盲的作用，尤其是遇到了一群热爱精神卫生工作的专家和医护工作者，更是为我注入了活力，开始了我对这个领域的关注和理解，因为这种力量是强大的，不管你从事各种职业，精神卫生工作无处不在。

2014 年 1 月 23 日启动 EAP（Employee Assistance Program）项目，又称作员工组织帮助项目。这里还是先解释一下这个项目，它通常是企业组织为员工提供的系统的、长期的援助与福利项目，通过专业人员对组织及其员工进行诊断和建议，提供专业指导、培训和咨询，帮助员工及其家庭成员解决心理和行为问题，提高绩效及改善组织气氛和管理。对于我们来说，这个项目的初衷是针对医改形势下，如何帮助医务人员解决心理问题和行为的专项服务。正如阿甘所言，"当你吃巧克力的时候，你永远不知道下一块是什么味道"，走过三年的历程，的确有了意想不到的收获，不管是个人，还是这项事业。与其说这是一个服务项目，倒不如说是一项人才培养工程。在推进的过程中，会发现原来我们的力量是如此不足，体系也有待建立或完善。于是精神卫生培训开始设计了咨询师培训，经过三年的人才储备，项目才走出了"幼儿园"阶段。有 100 余名体系内机构的医务人员参加了咨询师培训，他们应该覆盖了所有的社区卫生服务网底，截至 2016 年，从中筛选出 22 名取得国家心理咨询师资质的医务人员作为 EAP 项目咨询师，19 名实习咨询师，还有招募的若干志愿者咨询师，三股力量将滚动成长。这支队伍已经为体系内和体系外医疗机构开展关怀计划，也为社区阳光驿站提供专业的心理关爱服务。

当然，项目的推动是艰辛的。除了经费，更多的是咨询师团队的打造，他们除了理论学习和实践临摹、网络咨询服务、巴林特小组（巴林特小组是 1950 年匈牙利精神分析学家迈克尔·巴林特在1950 年初创立的一个专门针对缓解医务人员职业压力的培训和研讨小组，通过促进医务人员对医患关系的理解，增进医患沟通能力，缓解职业压力，提高医务人员心理健康水平，发挥医生药物的正效应）训练等，还需要克服工作、家庭带来的时间冲突，宝剑锋从磨砺出，这支队伍终于能够进行实战了，虽然还有很大的成长空间，但毕竟走出了坚实的一步。尤其在新的卫生战略下，已经着实体现出了基础优势，我为之欣慰。

今年一月，项目召开了第三次总结座谈会，环视大家，都多了一分成熟和自信，因为这个项目不仅帮助了他人，其实也是对自己内心的解放。当然，项目的成长凝聚了北京市内外许多专家的心血，我只是项目的参与者，但有幸听过几节课，有杨风池教授的心理健康培训大讲堂，有台湾专家讲授的叙事疗法，有国内外专家共同参与的精神卫生学术研讨会，感触很深：这是一门很深奥但又能浅显表述的专业，专家是幽默的，故事背后的故事却让我这个外行觉得很难捉摸，但咨询师们是若有所思的……

三年的沉淀，体系开始逐渐明朗，有了队伍的力量，精神卫生的干预网格便有了支点，龙头和网底将顺应而生，及时预防，干预和转介将变得更加有序和科学。大家充满希望地再次启航。当然，项目依然是初级阶段，充其量小学一年级，因为做合格的咨询师可不是一件简单的事，可不是两三年就能成为行家里手的。经常听说，心理学是一个危险的职业，自己首先要有强大的内在，可能我们自己还在积累阅历和事件。项目运行管理团队的同志们说，目前，市场已经开始信赖我们的服务，但还没有找到合适的运行模式。呵呵，我想，不急，这不要紧，在没有合适的环境突破时，我们还是韬光养晦吧！让我们的翅膀再硬一些，让我们的团队再亲和一些……

相信，当晨曦初现之后，太阳一定会跃出地平线，让大家厚积薄发，成长自己，惠及社会，做一名给心灵种植快乐的使者……

2017-02-02

让我们的身心和春天一起舒展

春天到了，合着升发条达之性……昨天一早就感觉头重不清醒，上午开始头痛，正好在基层社区卫生机构，便请中医大夫做了按摩，大夫说是痛在阳明经络的部位，按摩之后，疼痛缓解了不少，省了一片去痛片。中午回到办公室，精神放松下来，头痛似乎又"找"回来了。围着办公桌转了半圈，无意中看到窗台上花盆里有一朵盛开的二月兰，不知哪根神经动了一下，猛然想起，今天是立春了。接着恍然大悟，顺手从抽屉里拿出蚕豆大一枚"牛黄清心丸"，咀嚼服下，下午便神清气爽了。

何也？"春三月，此谓发陈，天地俱生，万物以荣"（《素问·四气调神大论》），即：立春之后，阳气升发，万物复苏。春属木，肝属木，当省酸增甘，以养脾气。所以，应是本人忘记了自己的体质和合理饮食，致使肝火偏旺，伤及脾胃，"清阳不升，浊气不降"，所以，下肢发沉，脘腹略胀满，又时令立春，火上炎，以致头重头痛。哈哈，自己辨证施治，咋想咋有理……

大自然是我们幸福生活的源头，人是自然之子，所以我们面对的是生生不息、不断变化的生态，不是被动开启的机器。中医的哲学理念是维护健康的利器，人与自然的和谐共存是预防疾病的重要途径。认识生命规律，顺应春天的气息，饱吸清新的空气，舒畅情志，疏通气血，筹划一年美好的心愿……

"迟日江山丽，春风花草香"。让我们和春天一起欢歌，让我们的身心和春天一起舒展……

2017-02-07

果　宴

　　昨晚似密似疏的鞭炮声告别城市，昨天餐桌上的饺子或者元宵代替了杯盘错落的年餐，昨天忽忽悠悠的心也沉淀下来，因为昨天的元宵节一步一回首地带着春节的滋味走远了……

　　属鼠的是属龙的贵人，属龙的是属鸡的贵人，今天有一位本命年（鸡年）的朋友来家小坐，加上属龙的我和孩子，三个人开始了重温节日的愉快"聚餐"。孩子负责沏茶，我负责制作果盘，很短的时间，茶几上就呈现出丰盛的茶水果宴：新疆若羌的红枣、炒葵花子、脆皮核桃、山楂糕卷、芒果拼盘、猕猴桃和苹果拼盘、石榴拼盘、俄罗斯的夹心巧克力和白巧克力。呵呵，没有酒肉的宴席，吃起来轻松，聊起来投入。孩子沏茶还比较专业。我们喝清茶时，可以吃红枣和炒瓜子，吃完水果后，换喝红茶品巧克力，如此一来，不伤脾胃，还能在节后清清疲惫的肠胃。不过有形的果宴只是佐餐，更重要的是享受精神的愉悦。

　　朋友说我家里鲜花盛开，说明花儿感受了温馨和快乐的气氛。是的，花草是懂得与人交流的，也能敏感地捕捉到人类喜怒哀乐的信息，花草的语言无声胜有声。如若你爱护花草，花草也会爱护你。家中阳台不大，努力地利用了空间，养了一点简单的花草，但无比增色，赏心悦目的同时，还多了一层生命的体验。大小不同的几盆绿萝在阳光下会闭着眼睛茁壮成长，叶子浓绿光亮，虬枝攀延。只要水分足，它就会枝叶向上，充满生机和活力，但需要经常关注，一旦叶子稍有打蔫，赶紧喂水转向，它便会快活起来，会用行动回赠喜悦；两盆杜鹃红花硕硕，春节期间争相开放，或许是有时间经常观赏和交流，更加彰显夺目的色彩，送花来的师傅说两天一次浇水，哈哈，不敢有误，否则花叶饥饿就会没了精神；两盆虎皮兰就像铁杆卫士，杵在杜鹃的两侧，翠绿不争艳，但很有豪气，温敦皮实，刚直不阿，师傅说十天喂水一次即可，不开花的"花"，的确要求不高；还想说说那盆"肉肉"，大大小小挤满了褐色陶盆，这盆花来自体型"瘦瘦"的朋友，呵呵，"瘦瘦"的朋友说肉肉不能多晒太阳，但也不能没有太阳，所以就放在了花的中间，不直晒太阳，又能感受到散落的阳光，肉肉花盆的侧面有八个字"淡泊明志、宁静致远"，就像这肉肉，闹中取静，悠然自得。阳台上的花草们啊，各得其所，各显其性，若即若离，和谐共处，很是喜人……

朋友说没有文化的人没有底线。我说这个时代需要用价值观筑起堤坝，启发良知。记得陈道明主演的连续剧《冬至》有一句话："好人做坏事非死即疯。"所以有文化的好人做坏事，将会经受灵魂的煎熬，而没文化的恶人做坏事，则无知无畏，败坏根基，祸患无穷。朋友说钱买得来物质，但买不来阶层。我说如果是"偷"来的东西，即使是一夜暴富，又岂能长久？这个世界是平的，怎么来的还要怎么回去，只是表现形式不同而已。所谓"积善之家必有余庆，积恶之家必有余殃"，生物信息有记忆的遗传，代代延续，有躲不过的回报。

朋友说如果社会存在浮躁，就很难有真正的研究成果。我赞同，因为任何事物的发展都有生命力涵养的过程，只会在恰当的时机才会膨隆而出，或在不经意中流淌出来，从来就没有从天而降的事业。不知不觉中，两个多小时从指尖悄悄地划过，当然孩子和朋友的交流也很投入，聆听也是心神的滋养……

"回看射雕处，千里暮云平"。读得好书，行得善事，不急不躁，不恐不惊，坚守一段美好的人生吧！

2017-02-12

艾香飘飘

上大学的时候，一带而过地学习了中医传统疗法的艾灸，知道早在远古时期，人们就用艾灸的方法达到温阳补气、活血通络等养生治疗目的。这些年来，医疗机构里多了不少类似频谱治疗仪等设备，似乎替代了艾灸的作用，所以，如果不是刻意关注，艾灸反而成了记忆中的知识，因为现在越来越少有人能体会到艾灸的魅力。

凡事都是讲缘分的，再好的人或事都需要你意识到他或它的存在，才能心里有眼里也有。体会艾灸，源于手机 APP 的喜马拉雅软件。或许是内心还有些学得不深不透的祖国医学理论的基础，适逢加强中医药服务体系建设，便激起了重温中医经典著作的愿望。于是乎，查找到"国学堂之中医文化太美"栏目。真是演讲力决定传播力，把那些近乎枯燥古板的经典放在现代语境中表达出来，新颖活泼，幽默生动，直白易懂，朗朗上口，还极具影响力。实事求是地讲，它升华了我对经典著作内涵的理解，与此同时也知道了厚朴中医学堂堂主徐老师。

　　有时候，缘分的大堤一旦决口，也会有一发不可收拾的运气。或许有工作需要的部分原因，有机会参加了厚朴中医学堂的相关活动，比如活动发布、毕业典礼、新春音乐会，不管怎样，冥冥中启动了我与中医实践的深度接触。

　　学堂，别具一格，浓浓的中医味道不仅表现在简洁明快的装修风格，还有堂主的服饰、学员构成、课程设置、教学方式和服务项目等诸多文化元素，对我而言，能表达的直观感受便是独特的艾灸的香气，其他内涵岂是浅薄之人的我能涉猎的呢？艾香飘飘，仙气萦绕，香熏的学堂坐落在郊野公园中那座黑白相间、彰显道家文化的两层小楼。学堂周围空旷，又与公园里的植被浑然一体，既有闹中取静的独特，又有些深藏玄机的微妙，仿佛走近了遥远的古代圣贤。走入院落，那种远远的、和着其他中药味道的艾香就会慢悠悠地飘过来，沁人心脾，犹如一缕和煦的阳光轻柔地按摩着每一位来此疗疾的人，并能产生身心合一的轻快。艾香飘飘，白烟萦绕，缓缓地带着坚韧，而又不乏柔软的纯阳之气，绵绵地温养每一位寻求帮助的患者。施灸者有着和艾香一样的品质。寻找吸点，把握尺度，规范动作，姿态稳健，轻柔而有力量，守则而不拘谨，鼓舞正气，调畅气血。艾条游刃在手中，温热徐徐透入肌肤，熏香袭来，昏昏然欲睡，飘飘然欲仙，让人享受身心极度放松的一段时光……

　　艾香飘飘，其实飘出的是中医文化博大精深的气息。冰冷的设备无论用什么样的物理方法获得温度，都无法替代融入了关爱与慈悲的温暖，前者只是带来简单的躯体感受，而后者才是启迪病患内在动力的源泉，使患者获得真正的救赎。艾香飘飘，带给我太多的联想，但是，的确由于知识底蕴不够，虽心里了了，却口中难鸣。

艾香飘飘洒洒，许许多多的道理便伴随在其中……

2017－02－14

快乐是可以放大的

中午，以最快的速度冲进食堂，简单地扒拉完饭，便开车去医院，去探望一位手术后的病人，是好朋友的父亲，是位 80 多岁的老人。昨天已经是术后第四天了，因为忙碌，时间总也不凑巧，一直没有前往，所以这几天心里总像是有件揪心的事没有完成，所以，能够践行心愿，很踏实。

天气是格外的晴朗，难得的好天气，似乎能嗅到慢慢升腾的春阳之气。开着车，脑海里便开始丰富的联想：老人卧床是肯定的，一脸平静但却痛苦的表情会有的，床边放着监护设备或许打开着，至少个把吊瓶是挂着的……这是亲身经历和目睹过的最常见的老年病人病房的风景。尤其是前段时间，在讨论老年人生活质量问题时，一位较我年长的朋友说，没有生活质量的老人是痛苦的，但是，照顾或者陪伴没有生活自理能力的老人更加痛苦，其痛苦不是持续体力上的付出，而是由此带来的心理上的伤害。是的，没有生活质量的老人，尤其是那些心理上已经产生消极情绪的老人，是子女和亲人内心持续的压力和阴影。所以，从社会面来讲，如何加强失能老人的心理干预工作已经迫在眉睫了。想着想着，我更加急切地希望看到老人，以便知道如何去体谅和安慰我的朋友。

停好车，快步走进病房楼，多亏有人指点，顺利到达病房。走进病房，我差点高兴得乐出声来。因为，病房的情景完全颠覆了我的预设。病房很简洁，有一张空床，朋友的父亲在另外一张床上。病房里没有异味，床头柜上没有瓶瓶罐罐，床边没有监护设备，也没有吊瓶，只见一位老人顽童似地平躺着，右手抱着一个黑色的、砖头大的、黑色的老式收音机，收音机紧贴在右耳边，聚精会神地听着什么，但我没听见，啊哈。

看到我进来，他赶紧转换了表情，很高兴，他一笑，我真的有些惊讶，真是谁家的孩子像谁，朋友和她的父亲不仅长得像，神态也很相似。关键是如果抛开其他，单看老人简单而乐观的状态，还真有些不像病人，于是我开玩笑地对老人说：我们应该换一下位置……

老人气色不错，我问他感觉怎么样？吃饭怎么样？刀口还疼不？他答非所问，语音洪亮地说："我只能躺着，医生说我不能动，会对刀口有影响。"我反应过来了，老人听力不太好。于是我靠近老人，大声地交流了几个来回，然后放心地离开了医院。心情豁然开朗，轻松不少。心态是可以遗传的，怪不得我的朋友遇到是事的事也不当事，该睡睡，该吃吃，该说说，该做做，简单的复杂便在其中。看到她的父亲，我明白了原因。

学习这位术后的老人，做到简单和快乐，让身心轻快起来。快乐是可以放大的。

2017-02-18

雪 忆

　　这是今年北京的第一场雪，或许是近几年比较大的一场雪，能感觉到处处的欢笑。看窗外，雪花细碎，似急促喘息般扑向地面。雪天的北京并不是那么的晴朗，可能是春天的缘故，高楼似乎也林立在雾中，外观不是很清晰，有点像中老年人的心境，内心喜悦的同时又夹着一些人生的惆怅。当然，即使这样，漫天大雪也是城市里难得的好景致，大家喜形于色地睁大眼睛，一刹那，一切的心思都聚焦给了纷飞的大雪。微信圈里被雪景刷屏了，不同的角度，折射出雪世界的遒劲或妩媚。其实，对于我这样来自西北边陲的人，对雪的情趣远远不止是眼睛里的样子，但京城的雪天却勾出我许多的记忆，勾出那些温馨和美好的回忆。

　　对雪的记忆是在 6 岁那年，爸爸把我从南方城市接回大西北上学和生活。那是 20 世纪 70 年代初，西北的天气绝不像现在那么温和，冬天零下二三十摄氏度非常常见，大雪封山是常有的事。西北雪天的天空是干净的，即使是寒风肆虐的雪天，急雪舞风，婆娑迷离，但弥散在空气中的雪花依然让人怜惜。没有寒流的雪天是安静的，雪花是纯洁晶莹的，一片片毛茸茸的雪花落到手里时，能看到她美丽的多角图案，然后她乐呵呵地化成一滴纯净的水。小时候常抓起一把雪放在嘴里，听雪水滋滋融化的声音，然后美美地咽下，就像品尝了一口甘甜的琼浆，透心的愉悦从喉咙滑到心头。

　　从家中到学校要背上书包走好几公里路，风雪天时，孩子们是穿着到膝盖的毡靴出门的，因为只要下雪，积雪一般都会到膝关节那么深，走起来并不是那么轻松，但只觉得一切都应该是这样。有时候，大风裹着漫天的大雪，能吹着我们转几个圈。到了教室，睫毛、棉帽子的帽檐，甚至是脸上的汗毛都挂着哈气凝成的霜花，霜花融化后，一脸水珠，孩子们就随手一把将雪水甩到地上，干净的雪水挺滋润皮肤，也很提神。那时候，最受欢迎的地方是土火墙和土煤炉边，几乎冻僵的小手最喜欢温暖的火墙，紧紧地贴着，顿时就有回家的感觉了。被冻哭的小同学最让人怜惜，大家总是让她们得到最好的取暖位置。

记得有一次，风雪实在太大了，老师让我们在教室里等候风雪小些时候再走。等待期间，看见爸爸走进教室，穿着军大衣，笑眯眯地走过来，爸爸抱起我，把我裹在大衣里，一步一步地往家里走，那一刻已经成为我儿时最深刻的记忆，虽然现在父母人到暮年，疾病和衰老正在咀嚼着曾经的年轻和强壮，但父爱永远如山。

现在，大家对胡杨林的雪景非常欣赏，而当年却是我们唾手可得的体验。北疆春夏秋冬四季如画，额尔齐斯河缓缓延伸，河床和河边都是各种姿态的大树，到了冬天更是不同凡响，不管是婀娜倾斜的树，还是高耸挺拔的树，大雪天后的枝杈都会挂着松松的积雪，那时的生活很安静，没有四周惊飞鸟，也没有穿梭不停的汽车，树上的雪轻轻地趴在那儿，很是惬意。孩子们有一个喜欢的游戏，就是用脚踹一下树干就跑，去感受树杈上的积雪天女散花般纷纷下落时的景象。踹着，躲着，笑着，重复着，孩童戏雪，树摇雪笑，毫无矫揉造作，随性而来，随性而去。

边陲雪后的道路是坚硬而光滑的，尤其是像现在的时令，积雪稍有融化，又结成冰，即使我们都上高中了，还会经常在上学或者下学的路上摔很多跟头，而且我比其他人容易滑倒，但大家谁也不笑谁。后来我发现自己比别人摔倒次数多的原因是我平衡能力差，也表现在体育和舞蹈等其他方面。那时高寒地区的生活是艰苦的，但简单而自然，现在想来是如此的珍贵。

瑞雪兆丰年，好期盼、好兆头，如有暗香来……

2017-02-21

年轻就容易成就梦想

中午出门去望京知行堂（当归中医学堂），参加首批师承学生去民营中医类医疗机构轮训启动会暨签约仪式。都说今天的北京天气好，还真是，蓝天为衬云点缀，似为镶嵌又相离，蓝天的透彻，白云的柔和，洁净的空气通透全身。经历过一个冬季灰突突的树木，开始破壁，透出萌萌的青绿，城市的生命力随之爆发，一切的动静皆相宜。用高德地图导航，一路轻松，开到了目的地。

走进中医学堂，恍如步入另一个世界，内心安静了下来。可能是祖先的恩惠，充满中医元素的诊所和学堂，不自觉地"饱吸"阴阳之气，"纵享"五行之运，尤其是看到出师后参与砺剑工程的同学，更有种同气相求的共鸣。仪式场面并不宏大，但气氛很热烈，秩序也很好，搞中医的似乎都会有些少年老成，红颜素装的，无论内心多么喜悦，但举止语态还是矜持在先。做就会有收获。没有其他安排的周末，就能全身心投入到今天的环境中，融入自己喜欢做的事和喜于见的人当中，不亦乐乎。当然，能与优质民营机构的管理者和同学交流也是难得的机会，我们需要直面的沟通和交流，我们都需要转变观念，共同展望事业的未来。

毋庸置疑，优质的中医民营机构也是推动中医事业发展的重要力量。在过去的几年里，因为触及移动医疗领域而对市场力量刮目相看，在我们固守的体制之外，市场更具有独特的魅力，尤其是不乏精英人才。他们多是思维多元、专业精深、善于创新、敢为人先的行业先锋，让你心生钦佩，我们中医行业也是如此，大师、高手人才济济，有多语种的中医医疗与教育专家，有对接"互联网+"、汇集中医大数据的跨界英才。当然，最重要的是他们对中医的那份矢志不移的情怀。所以，走入茂密的杏林，学习百家之长，何尝不是基层医生丰富视野、探讨利弊、博采众方、提升能力的好机会呢？做好中医，首先要学好做人。初学中医的人都要熟读或背诵孙思邈的《大医精诚》，中医人奉行悬壶济世、以德为先、道行天下。在你的行医生涯中，可能不在于你看了多少病人，而是在于你曾经获得多少的信任。感恩这个时代，为你造就了广阔的平台，成就你作为中医人的梦想；感恩机构和大师，给予你无私的传教；感恩那些病人，他们用身体让你积累经验，不断成长；也要感恩你们自己，拥有了未来成为大师的梦想。我不认为所有的人都有这样的福德，能有幸领悟到中医的智慧，并与之同行。我们年长的多么羡慕年轻的中医人，能追梦、圆梦，超越、融通。

仪式结束，喝几口清茶，品淡淡的茶香，聊几句中国智慧，意犹未尽。茶是国人最常用的中药，宁神定志，今天喝起来，却喝出了"对酒当歌，潇潇洒洒"的气派，余韵无穷……

2017-02-25

树的心意

我是树，我愿意是树，在大自然里，我以我独特的方式无处不在，无处不飞扬。其实我会说会笑，也会生气，甚至吼叫；我有茎有叶，也有皮，甚至还有看不见的年轮从我的轴心逐步潜行。我有身体、有呼吸，也有亲情，甚至子女；我有性别、有类别，也有朋友，还有深深依恋的伴侣。这就是我们树的生命，和其他动植物一样，在用我们的方式和自然中所有的生命紧紧地依偎在一起。

我们喜欢同类的开花，不管是木棉、迎春花还是梅花，都是盛开在自己坚实的臂膀上，从含苞待放到结成果实，都能高高地昂着笑脸，直接和蓝天白云谈笑；我们也喜欢生长在地面的花和草，尤其是那些自由生长的野花，自由散漫地攀缘，不顾一岁一枯荣。

我们最习惯和山峦为伴，叠嶂起伏的山脉没了我们就叫贫瘠，我们越密集，群山越美丽；我们也习惯和风雨同行，因为我们根植于大地母亲，风带来云雨，飘落大地，土壤湿润，涵养根系，滋养我们的躯体。还有那河流小溪，总是让我们听见叮咚细语的歌唱或者欣赏浪花四溅的舞姿。尤其当清风与我们的枝叶共舞时，一定能和出时空最美好的音乐。当然还有风雨雷电、冬雪石岩。

我们可以在平原、在高山、在河床、在岩缝，但无论在哪儿，都是我们的宿命。胡杨是沙漠的娇子，竹子在南方充满灵气，美丽的白桦树雪中依旧浪漫多情，河边的垂柳在夏秋婀娜妩媚，等等，大家都有儿时的柔软青嫩，都有青春洋溢的粗壮强悍，也都有历尽沧桑后的暮年时光，尽管在代代繁衍的过程中，环境会更替，灾害会侵袭，但大家庭始终充满生机。生在北方，冬季我们会藏绿而休养生息，甚至和严寒交臂碰杯，只等三月发陈，焕发勃勃朝气。生在南方，我们多能四季常青，温和静谧，犹如秦淮河畔，柳拂歌尘。是啊，北方的鹰永远成不了南方的绣眼，生命都是这样，无须抱怨。

泥土就是我的母亲，我要歌颂母亲。母亲的厚爱，包容和涵养了我们的厚重，无论贫穷还是丰裕，都已倾尽全力，诠释着最质朴、最伟大、最无私的拥抱。树活百年，见证百态。花草是我们的亲姊妹，只是多有年华一岁间，我们见证着风华绝代终有时，只等时节还复来，野火烧不尽，春风吹又生。我们看着蜜蜂采花酿蜜，传递花粉，完成植物的雌雄交配，果实形成，无限循环；我们也在一面成为松柏，而一面突兀的天山上看一朵盛开的雪莲花，正是这冰清玉洁、含笑芬芳的恋人，让我们傲然挺立，直面暴雪寒风。根是我们的幕后英雄。所以，我们听得见地下生灵的窃窃私语，看得见它们的行游轨迹，包括喜怒哀乐、恩爱情仇和患得患失。有明就有暗，有生就有死，活则在世上，逝则便入尘，阳光下的沐浴，尘埃下的孤寂，都是不可回避的境遇。好在，作为树木的我们可以一起慢慢老去，一起叶落归根，拥抱足下的土地。

野芳发而幽香，佳木秀而繁阴，我们做留阴的树木，香气留给花草。我们要的是搭建城市景观的实事工程，或耸立在大道的两旁，或静默在公园的亭旁，不与花草争宠，只为遮挡烈日风雨；我们希望老人和孩子们在我们的羽翼下欢快地嬉戏，并欣赏花草的美丽。这就是树的心意……

2017－03－02

当你也老了

年轻的时候，在一本期刊上读到一篇文章，文章中引用了爱尔兰诗人威廉·叶芝著名诗歌的片段，那就是《当你老了》中的最撼动内心的几句："有的人爱你青春欢畅的时辰，爱慕你的美丽，假意或真心；只有一个人还爱你虔诚的灵魂，爱你那衰老的脸上痛苦的皱纹……"当时，我还不知道这位爱尔兰诗人的人生故事，但因为这几句诗让我有说不出的感动，甚至忍不住泪眼蒙眬，所以牢牢地记住了诗人的名字，并记住了这首诗歌。

这两年常听到"当你老了"这首歌，比读到这首诗歌更能打动人心，而且很多人喜欢这首歌，不管男女老少，当然其中的原因不言而喻了，它所表达的已经不是一个普通的爱情故事。想起有一天，有个朋友说她做了一个梦，而且强调这个梦清晰得就像她希望的人生。不知为什么，忽然又让我想起这首歌。

朋友的梦就像一幅油画。一栋中世纪的欧式院落，似乎在一个冬季的傍晚，窗外飘着细碎的雪花，客厅壁炉里的炭火还冒着红色的火苗，暖洋洋的感觉，欧式家具散发着富足和华贵的气息，墙壁上的油画栩栩如生，就像梵高笔下的向日葵，充满着无限的生机和欲望。几位身着灰黑色绅士服装的长者在漫谈着某些有争议的事情，又似乎是社团的集会，隐隐约约觉着是用俄文在交流，气氛诙谐而热烈。油画般的梦境的另一个场景是在客厅左边的卧室。卧室有一张大床，大床是架子床，古铜色的木质围栏上似乎有类似梅兰竹菊的雕刻，四周轻柔的纱幔自然地垂着，透着若隐若现的影子，一位优雅端庄的女士和孩子正躺在卧室的床上。这位女士和她的女儿微笑着、攀谈着，盖着蓬松柔软的粉色棉被，享受着寒冷冬季里的一份温暖和舒适。孩子长得并不漂亮，甚至牙齿不够整齐，但黑黑的头发齐肩，笑容安逸而平静。这时屋外走进来一位男士，高高的个头，很帅气的样子，穿着翠绿色的羽绒服，连体帽自然地垂在脑后，一双白色的旅游鞋还粘着没有完全融化的积雪，他和缓而轻快地靠近了床边，慢慢地弯下身子，双臂环绕着她的头部，慢慢地靠近了她的脸庞，孩子快乐地看着，梦在那一刻便中断了，似乎那一刻有一种完美的幸福让整个世界都凝固下来，一种纯真而轻快的喜悦深深地刻入了朋友的脑海，梦境也便停留在那一刻。朋友说她并不认识梦中的一家人，只是被梦境的画面深深地感动！再能记住的就是之后，似乎男士拿着工具出了门，沿着院落里黑色立杆的路灯，矫健地向院外走去，背影消失在满天飞雪之中。这就是她说的梦，这只是一个梦，常人看来，很普通，但朋友却觉着那么真实，恍若前世，那情景熟悉又陌生，怎么都难以忘记。其实，我不会解梦，因为每一个人都是潜意识的过客，但我相信这种梦境可能是因为太美丽、太本真、太完美，所以吻合朋友内心那份对幸福的理解，才会如此难忘。

我也有种隐约的感觉，或许这是前世祖辈们的故事。因为前辈们无数的个体信息汇集到我们的身体里，尘封在记忆的深处，或许通过梦境而再现，告诉我们一些他们的故事。不管怎样，这梦就像一幅生动的油画，就像另一首《当你老了》的美丽歌谣……

如果有人能把这个故事翻译成一幅油画，那是一道多么美妙的风景！

2017-03-05

音乐与风景在苍穹拥抱

有大半年了，没有去家边的郊野公园，因为寒冷，因为雾尘，或是因为身体，但更多的是因为懒惰和没有时间。突然想去看看那里的春天，迎春花是不是开了？枯瘦了一个冬天的杨柳树是不是吐绿发芽了？花苗是不是已经种上了？好奇和欲望促成了我的行动。走走路，散散步，看看人，望望景，稍稍放松一周的紧张和疲惫，回归一下自然的角色，温柔一下自己的内心。

依旧沿着健康步道漫步，植物的香气不断地飘过来，但还夹着干燥和尘埃的气息。路旁和园中湖边的黄色迎春花开了，只是还在羞涩地探出头来，没有怒放，但足以点缀春天。步道东头的一株粉色的玉兰花也吐着花苞，还有一株桃树，淡粉色的桃花争先开满了枝头，其实公园里的花木很多，一片一片往往都是同科同属的，但似乎并没有齐步争春。想起老师说起的一段故事，老师在假期里回去菜地种菜，同样的土壤，同样的种子，可是长出来的样子却不一样，有的芽瓣肥厚壮实，有的细瘦娇嫩，老师就和园丁一样，每个学生都有不同的性格，对于散漫些的学生就要敦促勤些，对于认真心思重的学生就要减压鼓励。其实，大千世界，万事万物都逃不过这样的规律，都是自然之子互动中形成的秩序，就像这春天里的花木生命，因为各有天命，即使是同胞姐妹也会呈现不同的节律。我们永远不要和大自然过不去，小环境也必须与大环境同呼吸共命运，方为大道。人的生命也是这样，顺应四时，合于阴阳。管理也是如此。

步道边上的扩音器播放着轻松欢快的音乐，是萨克斯演奏的音乐，旋律令人愉悦而轻松，似乎也在伴随着春天的脚步与花木共鸣。小风吹过，嫩绿的垂柳丝伸入湖面，轻轻舞动，漾起清澈的湖水，似乎在对水说：你是我心中的一首歌。披红戴绿的孩子和老人们已经开始拥抱春天了，幸福跳出他们的心扉，笑靥彰显在他们的脸上。

律动的音乐，流动的风景，赏风景的人……就是一剂养生良方。健康和文化的完美结合是这个时代的杰作。迭代岁月，科学迅猛发展，新的技术正指数增长和迭代，不仅让我们眼花缭乱，来不及追赶，而且越来越需要回过头来歇歇脚、静静心，我们到底想要什么，想做什么？呵呵，其实差点忘了自己是谁。

科学永远做不了我们的精神家园。我们需要音乐+美术+环境+心理的人文世界，动静结合，滋养身心，只有这样，我们才能在这样的时代里保持一颗阳光的心态，因为能战胜或是击败自己的只能是自己羸弱的定力。把科学作为工具和手段吧，使之应用于我们的股掌之间，服务于我们的和谐美丽。

当然，心若大海，在心的海洋里，不仅会因风雨雷电而掀起惊涛骇浪，也会因晚霞日落而静谧安详，无论世事如何变迁，只需要能包纳百川的胸怀。就像这公园里的所有生命，从不在意流星飞雨，不争不抢，蹦蹦跳跳地吐绿绽放，彼此致意。冬天到了，春天还会远吗？春天到了，夏天的热烈不远了，一旦夏天到了，秋天的果实就要成熟了，秋天到了，冬天就要享受封藏之福了。一岁一枯荣……

2017-03-17

和自己的对话

认知的确是一件非常重要的事情，尤其是近30年，我们眼花缭乱地看着各种信息产品不断更新，传播手段不断翻新，几乎每个人都裸露在这个似有形又无形的社会中，思想和思维、单体和供体、人脑和智能，许许多多的变化都呈现在这个迭代时期，指数化增长的科技成果牵动着人们的欲望，无数的产品和大数据玩炫我们的视角，因此无论是生活还是工作，都会止不住地往前行，冥冥之中已经颠覆了我们拥有的潜在的认知。

记得当初开设公众号时，就是想，在这样一个生产方式不断归零的时代，让我们这些还没有准备充分的人，去正确认知这个变化的世界，去适应新的生活和生产，从而保持一颗相对平静的内在之心，以不变应万变。不变就是无论科学和技术如何飞跃，都是规律的延伸品，大环境和小环境一定都是相互制约和共振的，事物发展的规律和本质依然是"大道至简"，哲学层面的内核并没有变化，道就在那里。变的只是手段和工具，犹如手机从"大哥大"到翻盖式，又到今天的应用程序丰富、操作便捷的智能手机。过去是物是人非，现在是人是物非，眼看着成功变成了失败之母，结构重组和定位调整已成为涅槃的代名词，因此，变化便是常态，但无论是小变还是大变，无论是巨变还是颠覆，所有的制约与控制依然在社会运行规律之中，只是你是否把握了这个规律，因此，不急不躁地成长才是王道。不要改变你的事业，要有坚守和自信的品格，让所有围绕你的资源和能力都彰显应有的价值，智慧地生活和工作。

科学技术和人性是这个时代绕不开的话题。记得有位禅师说过：科学的极致会毁灭人类自己。这句话有些耐人寻味，科学技术的确是把双刃剑，其中价值取向便是它的分水岭。最近听到一句话，非常开悟，"世界上永恒的东西都不是钱带来的"，那么一家医院想走得更远，一定不会唯利是图，而在于它的文化内核，还有就是"技术第一，人性也第一，这是最完美的状态"，但这是绝对不可能的，我套用仓央嘉措的爱情诗句："世间安得双全法，不负如来不负卿。"以人为本，不是要求提供完美的技术，而是回归实用性。

医改走到今天，三医改革是一次将"以人为本"作为价值回归的结构归零。管理者需要做的不是对既往模式的维护和修复，而是从理念上重组与整合。仅有线性思维或者是立体思维已经不够了，超出逻辑的形象思维才是最吻合改革需求的密钥。好的机遇必然伴随大的挑战，大格局下的行业发展可遇不可求，错失的良机绝不会失而复得。心态、状态决定事态，我想核心是管理者拥有的格局。

人的生存与发展不能脱离社会发展的相应阶段，同样，机构和国家的发展也离不开社会运行的阶段特质。没有不好的员工，只有不合格的管理者。当疾病谱发生了变化，慢性病发病率急剧增长、老龄化健康需求多样化的今天，发展中的医疗机构似乎需要考虑专科高端化的技术是否还能继续占主导方向？高频化的健康管理和疾病治疗或许是一种可以考虑的结构性调整，因为它更具有实用性。公共卫生领域的未来一定是面向社区的，机构的发展一定是要和未来握手的。考验或者检验医院管理者的时候到了。

　　方向偏离了，速度越快错误就越离谱。市场有其不确定性，但也有一种优势，它会让你不知不觉地按照一种规则去运行。过去市场讲究竞争，但我认为在"互联网+N"的时代，更多的是提倡互补性，博弈的不是你的技术，而是你的思想和观念，以及因之而改变的行为。如今看哲学，似乎便是大智慧，告诉我们什么是资源。资源就是要把所有具有特质的优势汇聚起来，不留任何死角，浑然一体地发挥出聚集性的优势，医院不再是孤岛，走出去才是一片蓝海。所以，千万不要忘记市场机制的优势，医院可能需要有断奶的勇气。

　　我们要感谢这个时代带给我们的思辨机会，让我们"进化"，各种思想不停地碰撞和启发，将会帮助我们找到"度"的边界，友好和谐地发展，惠及百姓和我们自己。

2017-03-18

雨　忆

　　无论什么原因的身体透支，都会习惯性服用点镇静睡眠的"安慰剂"，期待有几小时的深度睡眠，换来第二天朝气蓬勃的状态，拥抱新的一天，不管这一天是一帆风顺，还是平平淡淡，甚或是机缘颠倒，都是要享用的时光，学会不必和存在较劲，认识到好坏都是存在的形式。昨晚似乎做梦了，但又完全没有印象，哈，人到天命不追梦，不能连做梦都要讲究严丝合缝，认真负责呵……

当然，人人都会有感知梦境的时候，其实无论是噩梦还是美梦，只要醒来，这些梦就会回到遥远的天际，不再归来。有的时候梦得不想醒来，梦出了海市蜃楼，那叫舒坦；也有的时候梦魇恍若炼狱，让人心有余悸，忽然惊醒之后，喘口大气，情不自禁地说"多亏是个梦"，然后一转念又会说"其实生活多好啊，没有梦里那么可怕"，于是乎心情愉悦。人醒来后的白天才是真实的存在，不管白天会"抛出"什么意外。

春分的第二天，如油的春雨穿过云雾，嘻嘻呵呵地撞到地面，碎了一地。憋了一个冬天的春雨，企盼到了自己的佳期，从天上孕育而下，化作地气，滋养万物生灵。今年的气候随节气当至而至，剩下的就是我们要顺应天意了。烟雨蒙蒙要出门，心有迷离恍如梦。阴雨的天气让人有了些不自主的淡淡的忧伤。

习惯地翻一下卡包，身份证、银行卡是否带好，还有就是一定要刻意看一下"如来护身符"。15 年以来，这张护身符从来没有离开过我，外出更是如此，红色的硬纸外壳已经颇有沧桑感了，很像旧物，其实也是旧物，始于一个故事，后来越发生动。

2001 年我从事急救管理工作，虽然是双肩挑，但行政管理工作的繁忙几乎占据了我所有的工作时间，甚至业余时间，所以，几乎所有的党务工作都交给了老李副书记。老李是部队转业到地方的干部，那时 50 岁左右，长我十余岁，有一手好书法，有极好的军人素养。他做每件事都和叠被子一样，棱角分明，粗中有细，每次上级检查时，那些档案盒子整整齐齐，连摆放秩序都很有讲究，汇报娓娓道来，语言语调有力量，不容置疑的自信总是主旋律，每次成绩都不错。虽然是副职，但犹如搭档，我能体会到老李身上的责任，使我能撒丫子闯荡。

2002 年我请他替我去舟山开会。回来时，老李送我一根稍大号的香，很仔细地包着，他告诉我说，你想去哪就向着哪个方向点燃，你的心愿就能实现。他又从口袋里掏出一个护身符，说把它放在钱包里。这两样东西都是老李亲自在普陀山求的。记得当时我太感动了，回到家里就把那炷香插在窗台上点燃了，檀香的味道蔓延到心脾，按摩我疲惫的身心。白烟升起，弥散在房间里，似乎包裹着我，与我融为一体。护身符，我真的把它放进了钱包。

2003 年底，我离开西北边陲，来到北京工作，也离开了不舍的岗位和老李。护身符一直在我的钱包里，开始几年，我并不在意，带在身边，只是当作对那份真诚的回馈。曾经有次回去，和老李及当年的同事们对酒话情义，颇为开怀。再后来，我突然听说老李"走了"，退休前后的事，诊断是猝死，夜里，救护车到的时候，已经没有抢救的机会了。乍一听闻犹如惊雷，倍感忧伤。从此，护身符就不是一件普通意义的纪念品，而是职业生涯中的一份怀念和一段时光。平时放在钱包里，外出放在卡包里，从不遗忘。老李是在梦中走的，没有醒来，但能不遭受病痛之苦、有尊严地离去，或许也是一种福气。忽听有人说清明快到了，所以近日阴雨靡靡。清明时节忆故人，无论亲人还是朋友，都会带给我们一种反思。所以，每天拥抱着年轮，能从梦中醒来，并想起"和柏拉图一起喝着 Cappuccino，吃着牛角面包的早餐"，幸福就洋溢在我微笑的嘴角。

怀念也是一种慈悲……

2017-03-23

与移动医疗的那点事

上个月的一天，从外面开会回单位，进大门，"制服"（门卫）大声地说："有您的汇款单，办公室领走了。"刹那间，有种复杂的心情，暗自窃喜又有些迷茫和略微的心慌，不言自喻，和钱没仇，但想不出来源。走进单位一忙，就忘了顾及此事。过了两天，又忽然想起汇款单一事，便有一搭无一搭地问起来，办公室的小朋友们说，是有张汇款单，是稿费，200 元人民币。哈哈，内心顿时很踏实，但还是不知道是哪篇文章的稿费。这两年的忙碌，我几乎已经没有在撰写稿件，还真是回忆不起来这次稿费的由来，汇款单上写的是中国卫生杂志，就更让我匪夷所思了。好在上网能查到，原来是一篇关于移动医疗的短文。回忆起来了，是去年健康报记者的一次书面采访，当时在外出差，就相关问题简要谈了自己的看法。文章就像一服兴奋剂，勾出了几年来的一段刻骨铭心的经历。

这是我和移动医疗的一场"恋爱"。做院前急救管理的人，有天然的系统思维的优势，因为单兵作战需要协同和信息的及时沟通，更需要院内的衔接和对院前的指导，互联网赋予了这个职业天然的机会，似乎这第一班车就是给这个职业准备的，不上去都不行，接着思维奔逸，再一次验证了阿甘的话：Life was like a box of choco-lates. You never know what you are gonna get。于是乎我和一群着迷于移动医疗的业内人开始了一段无悔的历程。我们为移动医疗做过微不足道的事。2014 年夏天，我们办过首届中国智慧医疗大会，提出了移动健康、移动医疗、远程医疗、可视化移动医疗的不同，也构想了如何打通政府、产业、协会、科研机构等方面的沟通渠道、资源共享，以及如何建立商业模式，促进事业和产业的协同发展；甚至妄想有一天线上和线下的完美结合，通过线上提供最佳医疗服务方案，通过线下实现医学人文与技术的和谐统一，通过移动健康联盟实现各方利益的最大化，也通过移动医疗实现大数据沉淀，为医学和市场提供科学依据，甚至生物医学的转化。但这是移动医疗的理想国，一切的开始只是播种，成长周期长得无法预测。因为制约因素远远超出了我们的想象，如认知水平、网络环境、相关政策、付费方式、信息安全、跨界人才等，一点点地消磨着我们的锐气和信心。但不管怎样，每一个人的努力都是对这个事业的推动，至少给了引领奔跑的人些许精神支持。

我们为移动医疗的领跑者喝彩。阿基米德创始人是一位年龄不大的朋友，在当前移动医疗似乎进入平台期的时候，依然坚守。他赞赏一句话："就是跪着，也要坚持走下去。"这句话深深地感动了我。我想起"韬光养晦"这个成语，不要放弃你的追求，当环境还在不断完善、当潜力还在提升、当价值逐渐显露、当新的内涵还在酝酿，就涵养生命力吧，一朝万事俱备，必当势如破竹、所向披靡。这就是端倪时不如守中，显现时厚积薄发。我们和移动医疗的精英们有一段刻骨铭心的情谊。他们有体系内的专家学者，有游走于市场里的移动医疗大咖，有跨界的优秀英才，他们让你感觉到朝阳般的热情、厚实的专业素养，最重要的是对热爱的事业的执着和痴迷，甚至忽视了自己的健康。在极端的案例中，我们可能看到他们会为经费焦虑，但那绝不是对金钱的渴望，而是为了继续推进项目。当然商业模式也是非常重要的，因为运行和研究前期都在烧钱，我理解他们的心路，追求理想的目标，可能苦于没有持续的支撑；而追逐这一波商机的人，又必须接受赌一把的考验。

不管怎样，移动医疗还在期待春天的来临，相信不会太久远。稿费不是重要的，重要的是我找回曾经的思绪，又一次有了内心的萌动……再次持续关注和思考，可能是其他的内涵和形式，但一定是移动医疗的路基。

2017-03-28

馕和咖啡的相伴

早餐时常可以很简单：自己调一杯清香的咖啡，吃点点心之类的面食就行。最近，收获了馕的新品种，比面包更加诱人，所以，吃馕、喝咖啡的早餐，好像听起来滑稽，土洋结合，但却为早餐带来了新口味。早餐的供给侧改革……

供给侧改革是高频词汇了，说白了好像就是供给结构的调整。

其实一直以来，许多创新都出自供给侧改革，只是当时还没有这个词，也没有深入的思考和归类。比如说，咖啡业的变革，从单一的咖啡供给，到后来赋予新的内涵，供给结构发生变化。所以，今天，你不仅能喝到不同文化底蕴和历史内涵的咖啡，还能欣赏到用奶昔、炼乳等食材绘制在咖啡表面的图案，有恋人喜欢的红心图案、有巧克力挥毫的笑脸，等等，更有趣的是不同的咖啡店用不同的器皿和设施，目的是用不同的方式彰显个性。咖啡还是咖啡，本质没有变，但结构和形式都在不断变化，都刻上了时代的风格，满足现代生活中不同顾客的个性化需求。这是简单的道理，即使不说供给侧，想必您也能知道这是需要。

"馕"是维吾尔族等少数民族的餐桌必备主食。馕是圆的，是在馕坑里烤制的。我认为馕的最大好处是久放不坏，即使坚硬如石，也能在豆浆、奶茶中软化，咀嚼起来很有嚼头。馕是一味很好的食材，算是药膳吧。因为烤制的面食用小麦为原料，而小麦本来就是一味中药，馕坑的烤壁是盐和特殊的泥土砌制的，烤制出来的馕健脾养胃，如果你胃不舒服，吃馕不失为一种好的选择。在边疆生活时，很有意思，我不太喜欢吃馒头，还是觉得馕好吃，不掺假。有的时候中午来不及吃饭，总是请同事去买烤肉和馕：十串烤肉放在热热的馕上，把馕对折一撸，抽掉铁钎子，孜然烤肉夹在馕里，太好吃了，一顿午餐有滋有味，十分惬意。

传统的馕是很普通的馕饼，不掺和其他东西，后来有了油馕，表面撒了芝麻，形状大小不一，烤馕的时候，麦香味传到很远，闻到肚子就会饿，呵呵……后来，离开边疆，家人会不定期带馕过来，好像还有叫阿不都馕的馕，并且有相应的 Logo 和外包装，吃起来柔软不干，据说里面加入了牛奶和酥油，口感极好。最近，常有朋友和家人带馕过来，还是馕，但又有了新的品种，有玫瑰花馕、核桃仁馕、杏仁馕、香豆子馕，等等，酥香松脆，闻着更加浓香，口感更加美味。所以，馕已不仅是食物，也成了具有民族特色的点心，馈赠亲朋好友最好不过。这些馕虽然创新了工艺，但还是馕，只是在面馕的基础上，整合了特色干果，提升了品质，走进更多的家庭，也走进了电商铺子。

馕是主食，存量不减，工艺不变，但增量创新，结构优化，是谓"馕"道，就算"馕"的供给侧改变，事物的规律都是一样的。老子说：道生天地，天地生万物。医药分开改革了，还是医药那些事，调结构、动比例，增增减减，升升降降，必然有其规律，需求就在那里，可能应该思考如何改善供给，稳定需求，做强基础，提质创新。或是优化管理流程，或是提供差异服务，反正办法总比问题多，一切都在努力中。

咖啡是可以和馕一起享用的……

2017－03－29

🖋 悠悠箫声舞春色

体有小恙，心中便略有感伤，疗愈的方法很多，但在早春三四月份，最好的去处就是能放眼春色的地方。上午八九点钟，是一天最美好的时段，太阳已露头，但夜晚的清凉还未散尽，春天的花朵有谢有开，五彩缤纷，墨绿刚劲的松柏衬着翠绿摇曳的柳枝……怀揣着美好的人们在公园里漫步、健身和歌唱，所有的生命都沉浸在春天的勃勃生机里。春天的绿色是嫩绿，同是一种花草，有的绿叶已是舒展开来，尽管有些摊薄了厚度，似有弱不禁风的样子，但也是在初阳下仰面吮吸着柔柔的风和阳光；有的叶体卷曲着，叶尖还憋屈在芽苞中，尽管有些孩提般的顽皮，带着挣脱束缚的渴望，但还是保持着用皱褶的躯体依附着母体的温暖和呵护，等待蓬勃而出的时刻。

远远地听到一阵阵妙曼的音乐，传入心扉，是箫声。音乐很熟悉，其中之一是《梅花三弄》，老曲子了，但有的到了嘴边，却想不起来。箫声悠然轻畅，缓缓入耳。顺着声音而去，在中心湖边的亭子里，有一位男士正用一根古铜色的竹箫吹奏，走近方知是位年逾花甲的老人，身穿一件黑色的皮夹克，身旁停放着一辆自行车，亭桌上放着一架老式的播放器，伴乐从中播放出来。老人头发花白，腰背微驼，双手紧握着箫管，完全陶醉在自己的演奏之中。

悠悠的箫声穿过凉亭，有节奏地弥散在周围。微风随之徐徐起舞，花草随之呢喃相拥，芊芊垂柳随之摇曳，漾漾湖水随之波动，阳光也和煦，土地更萌动。在湖边的椅子上，坐着几位老人，似乎专注地聆听着婉转迷离的音乐，又似乎被带回到遥远的曾经。音有宫商角徵羽，色有青赤黄白黑，物有生长化收藏，人有生长壮老已，气有风寒湿燥火，季有春夏（长夏）秋冬。天生万物，万物相连，大家都在一起，不管彼此是否是同属、同科或同类，都是大自然给予的同一时段相怜相惜的生物。春动乐起，生命共舞。要谢谢这位老人的演奏，让周围的一切存在成为互动的观众。忽然想起曾经在台湾买过两对彩釉咖啡杯，其中一对送给了兄长夫妇，另一对中的白色彩釉杯留给了自己，而且放在了办公室，因为似乎在工作时间还能喝上一杯热咖啡。其实买的时候是因为彩蝶的图案很有些幻彩的感觉，想象浓浓的咖啡，伴着翩翩起舞的蝴蝶，一喝一放之间，很有动态感，所以即便价格有点小贵，我还是果断地拿下了，呵呵。直到有一天，我才知道它的价值所在：当热热的咖啡倒进杯子中时，7枚大小不一的棕色蝴蝶图案和幻影的颜色由棕色缓缓地变成了淡黄色和淡绿色，真的像翩翩起舞的彩蝶了，正如悠悠的箫声，只是箫声舞动了春色，而咖啡唤醒了彩蝶，生动无处不在……

热爱生命，重要的是认知生命的规律，顺应生命带给我们的每一天。我们在青春激荡的岁月去追逐梦想和付诸实践，我们在人到中年时莫忘持中坚守，我们年迈的时候也要学会思考和顿悟生命。犹如和春天一起播种，和夏季一起成熟。和秋天一起收获，和冬天一起封藏，遵从规律，敬畏生命。但青春和年龄无关，就像这演奏竹箫的老人，内心依然有着如诗如画的青春，恰似"断无人处惜芳菲"。

悠悠箫声舞春色……

2017-03-29

晨田

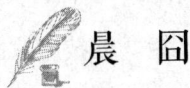

家有某人参加某考试，在书房复习数学，嘴里叨叨着数理，还一边自言自语地说，时间长了，都忘了。我想乐，但没有乐出声，

心想：那是因为你没学会，学到手的东西是忘不掉的，学时的不求甚解，则书到用时方恨少啊。

想起年初的一个早晨，由于起晚了，又有些磨叽，一看时间快赶不上单位早餐了，匆忙冲到地下车库去开车，上车启动时傻眼了，车头前面横停了一辆黑色小轿车，出车弯道变得窄了许多，我的车位左右都有车，要让我右拐行驶出去，实在是有些难为我了。于是乎我拿出常用的备选方案，迅速下车求援。

在出口处，招手拦下第一辆车，请求帮忙把我的车开出来，司机是个小伙子，副驾驶也坐了一位同龄小伙子，司机指着坐在副驾驶位的小伙子笑着说：抱歉！我急着送同学去火车站，来不及了。

再招手拦下第二辆车，是一位父亲送孩子上学。他见我招手，降下车窗对我说：我送孩子上学，快迟到了，您等我一下，我放下孩子过来帮您。我特别感动，但是赶紧说：您快送孩子吧，不用了。

第三辆车停下来，摇下窗户，伸出头，为难地说自己要赶飞机……

我没有再拦了，常言说，有一有二没有三，往日一招就灵，今天指标都超了。咬咬牙，鼓起大不了再剐蹭一下的勇气，开始慢慢地前后左右地来回倒腾，有的时候视觉变化吓自己一跳，似乎贴到周围的车辆上了，于是紧张地闭上眼睛，心想横竖就这一下了，"冲"过去，终于安然无恙，大喘口气，虽然一身汗，但很有成就感。

事后反省，虽然驾龄不短，但技术掌握得不好，平时开车喜欢向前开，尽量回避倒车，所以才有了今天的尴尬。看来，至今都不能算学会了开车，有驾照不等于会开车。

有的时候，我们常说"知道了"，或者"我懂了"，没有遇到实际问题的时候，往往还会自以为是，满足于一知半解，孤芳自赏，知而不深，学而不透，所以遭遇便是我们成长的必修课。认知永远没有极限。

随着年龄的增长，我们会越来越有体会，浮于表而不求甚解，害之大矣！所以，不要创造太多的便利和触手可及，还是要去精修自己。方法之一就是少些替代，多些实践，便能得心应手，以不变应万变。

看似简单的道理，早悟则昌，迟悟则自损一半。

2017-04-05

心情不好，让我们聊聊吧

"每个人都可能心情不好，让我们聊聊，越早越好"，这是世界卫生组织驻华代表施贺德在 2017 年 4 月 6 日国家卫计委（现国家卫生健康委员会）举办的世界卫生日主题活动上倡导的，今年的活动主题是"共同面对抑郁，共促心理健康"。

"抑郁"是越来越刺激我们眼球的词，因为我们身边常有心情不好的同事、亲戚或者朋友，而且不好的频率似乎有增无减。心情不好时，如果你不说，你的身体就会说，一旦身体说话，就是疾病发生了，可能是精神疾病，也可能是躯体疾病，或者两者兼有之，就像弹簧，一旦拉直了，就收不回来了，所以，把不好的心情说出来吧，我们会帮助你。

记住中国公民健康素养 21 条："应该重视和维护心理健康，遇到心理问题时应主动寻求帮助。人一生中会遇到各种心理卫生问题，心理卫生问题能够通过调节自身情绪和行为、寻求情感交流和心理援助等方法解决。"心理健康是健康的核心。每个人在成长过程中都会经历来自于突发生活事件、伴侣情感生活、同事朋友相处、事业工作变化等不同的情绪反应，或是痛苦悲伤，或是无助焦虑，或是生气愤怒，等等，这些负面情绪如果持续得不到解决，心理障碍就会发生，抑郁或是躁狂，将毁坏或带走我们美好的人生。所以，心情不好时，就让我们聊聊吧！

每个人都有自己灵魂的黑夜，但每一个黑夜都可以成为自己成长、疗愈和创造的机会，都是自己的朋友，而不是敌人。帮助你的心理工作者不会批评你，也不会矫治你，而是用爱去倾听和分享，引导你发现每一种痛苦背后的原因，帮助你看到事件的全部，而不仅仅是某个方面。比如，你越关注引发痛苦的事件的负面结果，痛苦就会越深，如果你关注事件的积极结果，那么痛苦就会减轻，或者你能尽快地从痛苦的情绪中解脱出来，创造新的希望和勇气。所以，心情不好时，找你的亲人、朋友，当然最好是心理工作者，聊聊吧，相信爱会一次次帮助你从抑郁中走出来，最终你将找回自己应当拥有的本真、耐性、慈悲。

心情不好，让我们聊聊吧！

2017-04-17

我和二月兰

今年的春天，不知道为什么，二月兰到处都能看见，路边、院落、水边，一束、一撮、一小片，似为自然生长，似为人造景观。驻区附近这家郊野公园里的二月兰，长势尤其喜人，那个茂盛啊，没得说，一大片一大片的，有点"漫山遍野"的感觉，有些地方连成一片，就像铺上了一块天然编织的地毯，让人感动！

二月兰是野花，是极为普通的野花，是朴素无华的"草根"一族。说其普通既是因为如不刻意体会，便恍若不见，也是因为淡紫色的小花极其低调而顽强，有土地就簇拥着，整齐划一地飘扬；二月兰多在农历二月到五月花开花落和结果，此起彼伏，盛况不减。北京的 3 月和 4 月是此花最为盛开的时节。

最初认识二月兰是 2013 年的早春，那是在北大未名湖畔散步。看到几簇二月兰静静地趴在湖边的草丛和大树底下，懒洋洋地乘凉或晒太阳，与那些热烈绽放的、姹紫嫣红的、争相开放的桃花、梅花和杏花等相比，显得那么弱小和简单，那么淡然和无为，但却因此让人感到一种淳朴谦虚的品质，甘做陪衬，永不争宠。我开始叫她未名小清新，后来有朋友告诉我，这叫二月兰。

公园里的二月兰，一旦播种，第二年春天就会一发不可收拾。因为春风带着不断成熟的种子"走"到每一处裸露的土地。

二月兰包容豁达，从不计较身边的那些强势和骄傲，因为那些精心养护的植被花草，倾注了园丁的辛勤和操劳，所以，天然就有了权贵般的得天独厚、彰显豪迈的身姿。而二月兰哟，本来就是长不高、长不壮的野花，不需要刻意施肥，也不需要剪枝修杈，只要有栖身之地，就会洋洋洒洒，快活地成长。你看这公园稍微有意地点拨一下，二月兰便"不知好歹"地蔓延开来，即便身处夹缝，依然倔强盛开。今年的二月兰不能骄傲哦，我担心当二月兰的规模成气候的时候，会不会人为地被其他花草替代呢？二月兰也有小女人的气质，陪伴刚毅。你看她可以围绕着松柏、柳树等大树的树根生长，按摩满目沧桑的松针，温柔厚叶的浓绿。她告诉大树总有希望是美好，总有期望是痛苦的。

二月兰是忘我的。二月兰又叫"诸葛菜"，当年诸葛亮用取之不尽、用之不竭的二月兰茎叶弥补了军队的粮食不足，渡过了难关，也成就了二月兰无私奉献的品格。二月兰是安静的，风不嫌，水不弃，持中持重，不骄不馁。我喜欢二月兰，她能让我少了一份浮躁，多了一份静好，知性知足，坦然淡泊。求得一份和谐，获得一份坦然，去拥抱真实的自我！

2017-04-19

一位医生的"哥德巴赫猜想"

每一位医生都知道自己也会生病，都知道活在世上的人都有自己的人生功课要做，包括和疾病的博弈，但只有等到自己和疾病拥抱时，才会顿悟：医生也是病人，无一例外。

一位医生患上一种不大不小的病。做胃肠镜时，专家说：你有胃黏膜异位，在食管上段靠近咽部，面积不小，等病理结果出来再说。过了几天，病理结果出来了，是典型的单层柱状上皮细胞，专家很高兴，说没问题了，只需要做个微创，过几天食管黏膜长过来就好了，否则如果继续蔓延到咽部，刺激症状重，会有经常咳嗽等不适。这位医生欣然预约了这个小微创。麻醉不深，但过程还是挺不舒服的。麻醉过后，创面的疼痛狠狠地袭来，加之创面水肿，无法吞咽，疼痛和饥饿真是一对伙伴，3天下来，已经足以令人产生烦躁厌恶的情绪。只好不断默念黄庭禅坐的禅语：哪里痛？就去欣赏那个痛。哪里酸呢？就去欣赏那个酸……似乎疼痛还真的减轻不少。

这位医生患者突然冒出一个疑问：我的胃黏膜怎么会异位到右侧食管上段？专家回答不了这个问题。医生开始按照她的哥德巴赫猜想联想起来。年轻时总有豪饮的时候，会不会是剧烈的呕吐损伤了胃黏膜和食管黏膜，结果脱落的胃黏膜就附着在损伤的食管黏膜上，刚好在食管的右侧上段，慢慢地生长扩大，以至于延伸到近咽部的位置。专家的眼神迷茫，确实太不好回答了，呵呵，只是推测。医生患者小学的时候最喜欢的一本书是《哥德巴赫猜想》，写数学家陈景润的，1+1＝？上高中时还有幸参加了全国奥数大赛，虽然名落孙山，但也算有些道行。想象的闸门一旦打开，便一发不可收拾：曾经的慢性咽炎、右侧的耳咽管炎、右眼的视力疲劳、右侧偶有的耳鸣、右侧牙痛是不是都和这片黏膜有关系呢？呵呵，是胃黏膜就会分泌胃酸，刺激咽喉，诱发慢性咽炎等一系列症状，是不是今后就会一一缓解呢？医生患者顿时开心了……

不管怎样，生命是全息的，没有独立存在的孤岛，关键是要发现和找到核心的一环，也就是找到引起症状背后的致病因素，那样问题就会迎刃而解。我们都知道这并不是一件容易的事，因为认识生命的神奇和奥秘，有时候需要用一生来探寻，而且要看你的那份感觉……

2017-04-29

医生和艾灸师如是说

偶然的机会，一位医生在寻找非药物疗法的过程中认识了一位按摩师，经常会去做一些中医的非药物治疗。有时与按摩师聊得投缘，得知按摩师开了一家不大的养生会馆，开展了刮痧、推拿、按摩和艾灸项目。医生也是人到七七（女子七七）、八八（男子八八）之后，平添了不少小毛病，但若吃药有些用力过猛，自我调节似乎又力不能及，中医的养生调理自然是最佳的选择了。于是医生便来到按摩师开的养生馆做艾灸和推拿。

给医生做艾灸的艾灸师是一位三十来岁的女性，她动作熟练而徐缓沉稳，态度一丝不苟。艾灸是需要定力的，三四个小时的灸程，手握艾条，抬腕施灸，除了偶尔会徐徐来回寻找灸点和更换艾条，其他时间要求神情无比专注。艾灸师说：艾灸必须用心专一，艾灸师、被灸者和艾条要三者合一，只有这样才会有效，有效才会口口相传，我们就能帮助更多的人。

医生问之：做按摩师需要练功吗？答道：需要，但练得还不好，有内功便能百毒不侵，也能保持定力。医生喜欢艾香的味道，艾灸师说她也喜欢。医生静静地观察着艾灸师，就像欣赏一幅画：艾灸室墙壁的壁纸和吊顶已经微黄，颇有些久远感；朱红色的门框也略显得庄重；艾灸师身着白色罩衫，坐在床边的蒲包凳子上，手持艾条，动作凝固在淡淡缭绕的艾烟中，眼神固定在灸点和艾条之间。医生问：这样几小时不动，累吗？艾灸师说：不累，艾灸就是要时间长才行，艾热是有穿透性的，我们找到通道，就是灸点，把如母亲般温暖的艾阳送进去，让它在体内治病养生，艾灸需量足则效彰，就能固本培元，祛寒外出。

医生很感动，因为你很可能拥有足够多的医学知识，也有高超的技术水平，但是，足够的耐心和专注或许要向艾灸师学习。医生问：你们天天在这样的环境中工作，单调吗？按摩师说：不会的，因为看到有效我们就可高兴了，再说我们忙完也会倒休，上周我就去看芍药花了。艾灸师还非常高兴地说到家乡，说到她们村子，有八九点之后的宁静，有原生态佳肴的美味，有野鸭子五月生蛋、七月孵出小鸭子的情趣……医生很受感染。

艾灸师说起艾灸也是头头是道，什么"肚腹深如井，透热为主；腰背薄如饼，上下散热"，什么"量饱热足，病如反掌"……呵呵，通俗易懂，很适合大众传播。当然，这位艾灸师没有系统的中医学知识体系，只是了解些基础知识，以及在艾灸方面拥有简单重复的技能和足以满足需求的艾灸方法，但她们却如此地热爱自己的职业，没有过分的奢求，也没有大喜大悲，坦坦然然，平平和和，无我又忘我，所以，艾灸师带给医生的不仅是和煦的艾阳，还有内心的慰藉。

风来蒿艾气如薰，使君元是此中人……

2017-04-30

医者本身就是一味药

一直以来都在思考，医生的角色怎样定义更为合适？你我他都是人，医生也是一个具有所有人的属性的集合体。医生最重要的到底是医术还是仁心？当然是医术仁心兼而有之，但仁心似乎更为重要，医术好比驶向彼岸的游船，而仁心便是驾船的舵手，即便是惊涛骇浪，好的舵手也会聚神聚力，保得一船平安，永不偏航。

一个偶然的机会，在一堂培训课上，心理学专家一个形象的比喻让我茅塞顿开：医生本身就是一味药。是的，医生首先是一味心药，也是最重要的药。心药用爱与善良作引子，通过春风化雨般的语言起作用。曾经有一次医生间的闲聊，讨论到什么样的人才适合做医生，大家异口同声地说，"善良的人"。或许还得加上"慈悲的人"。

有这样一个真实的故事。很久以前的一天下午，一位眼外伤患者被工友们送到医院急诊室，一看就是到城市里做建筑工人的农村小伙子，因为穿着和一脸的尘土已经为他贴上了标签。诊断左眼外伤，晶状体脱落，继发性青光眼，入院。工友们凑了点钱，交了住院押金，医生从工友们带着乡音的七嘴八舌的交流中得知工头拒绝支付医药费，也联系不上。和类似的病例一样，患者处在极度的痛苦之中，没有钱又急需做手术是客观的，加上剧烈的眼痛和头痛，视力极速下降，伴随着对未来的担忧和恐惧，他真好像是走投无路了。因为是急诊入院，手术指征明确，决定第二天手术。

晚上，医生来到小伙子床边，把一个饭盒递给他："还没有吃饭吧？"小伙子无神地点点头，医生知道，他没有钱吃饭，"给你包了点饺子，吃饱了明天才有底气做手术"，医生放下饭盒，便出去了。这台手术是由医生的上级大夫做的。通过手术取出了脱落的晶体，采取了降压措施，但术后反应还是比较严重的，小伙子欠费在医院里住了一段时间，能出去走动了，便开始了寻找包工头索要医药费的历程。医生那时每月70来元工资，就给了他10元钱做路费。有一天，医院却收到小伙子的索赔要求，理由是手术后患眼视力丧失，是手术做坏了。当时还年轻的医生有些迷茫，术前谈话和签字都是理解的，包括手术解决疼痛、视力改善可能性不大，等等，怎么会有这样的结果呢？据说最后小伙子没有达成意向，欠费出院的。

后来医生有机会看到了那份诉状，从头到尾都没有控告医生的内容，即使提到，语言也是中性的，而把矛头直接指向了主刀大夫和医院。医生恍然大悟，怪不得自己没有被召见。那又是为什么呢？后来医生反思：或者是因为自己由心而发的善为，没有任何附加的东西，反而纯粹，因之而受益；或者是小伙子不愿意击破那条他并不一定明白但本性使然的内心底线，否则将会比伤病还痛；或者兼而有之。

其实，每位医生一路走来，都离不开病患或者家属的陪伴，互依互存。要感恩患者把信任交给你，你才有了今天越来越大的平台和越来越好的事业，想想这些，就没有什么可以计较和感叹的了。当然，医生的爱一定是由内而发的，要像泉水缓缓流淌。据说有位年过九旬的专家，慈眉善目地来到患者的病床前，拿着听诊器，慢慢地俯下身子，"听"诊。事后下级大夫问他：您听见什么了？专家说：我年龄大了，什么也没有听见，但我"听"见了希望。是的，患者有了治疗的信心和温暖的感受，又何尝不是一种治疗呢？高超的医术加上仁心，病患是多么的幸运啊！做身心合一的好医生是一辈子的修行。

2017－05－19

选 择

我的一位至爱亲朋说：人的一辈子其实就是两个字——选择，包括生死这样极端的事情也躲不过选择，无论是被动的，还是主动的，最终都是由内而外的选择过程。

凌晨一位老人走了，灵魂离开了躯体，去寻找另一个生命的驿站。昨天在见到老人时，目睹了老人的辛苦，一切衰竭的征象都告诉我一个事实，无论采用什么措施维持生命，结果他都是要走的，多给生命留点时间是亲人们最朴实的心愿，而外力推动下的老人一直在放弃或坚持中选择，我还是相信离开是老人自己的最终选择。

懂得选择总是要经历一定的过程，比如，不要试图去劝说一个身处悲伤的人，你能做的最好是让这位悲伤的人去寻找和拥抱悲剧的真相并从中找到释放的方式，从而获取自身内在的力量。因此，你什么都不要说，陪伴便是你需要做得最好的方式。让别人从悲伤中懂得如何选择似乎更加重要。

选择总是经历一定的过程。从压抑中选择安全和适度，从愤怒中选择力量和平衡，从无聊中选择思考和发觉，从嫉妒中选择爱和希望，从悲伤中选择治愈和觉醒……总之，正向的选择是好的，虽然过程是痛苦的，但正是因为有了这份痛苦，才让我们领略到无数可以感知的边界。

选择给了我们机会，以至于不会因为极端的情绪走向疾病，甚至是死亡。所以，不要去选择同情和抱怨自己，要学会原谅和理解自己。那些你曾经不愿回首的往事或懊恼难堪的情景，都只是一种存在。不只是你，那是所有人都可能有的经历，只是程度的不同和认知的差距。那些经历也正是你获得成长和成熟的催化剂。所以，无论是谁，在别人眼里都没有那么重要，也没有人有精力持续关注你，因此，不要选择太过在意别人的看法，有时候很多事件和情绪都很简单，要知道怎样选择更符合未来的内涵并从中获取教训或收益，而不是走向毁灭。

生活每天都在继续，每一个清晨和夜晚都会如期而至，做自己的主人，内心坚不可摧，就走出了一片开阔的天地。

2017-05-31

✒ 总是希望，总有向往

下雨了，天阴了，夏天难得的湿冷被浮动的风推了过来，清凉中透着寒意，让人联想起秋悲，只是满目青绿，提示人们，这是盛夏难得的好天气。燥热后的温润，烈日后的阴柔，正是自然界的这种制约平衡，按住了我们内心的浮气，还原了人们愉快的情绪。

原来自然界也和人一样，也会讨好，但讨好的原因是为了让各种生命感知自己的存在和喜恶，并给予评判和赞扬。这与人与人之间的讨好是不一样的。记得有一次在公园里看到一位母亲和四五岁的男孩，不知道什么原因，孩子哭闹起来，似乎是某种需要没有被满足或者做错了什么事，妈妈没有理会他，继续沿着湖边往前走，孩子的哭闹愈加厉害，妈妈还是冷静地没有理会，孩子突然有种恐惧感地跑到妈妈的跟前，拉着妈妈的手告饶起来，于是妈妈略显温婉，但孩子眼里分明是无尽的委屈和无奈。虽然我不知道后事怎样，但当时我的内心充满了对孩子的怜爱，甚至有些伤感、心疼。孩子是在妥协，因为他还没有足够的力量不去依赖大人而生存，这位母亲也没有给他机会去尝试或许是错误的行为，所以小孩子最终还是要讨好大人，获取大人的关爱和生存的依靠，久而久之，这样长大的孩子会不会失去独立的人格？那些压抑的情绪会随着成长怎样变化？他会不会成为啃老族？或者脱离依赖后成为偏执的叛逆者？我好像越来越理解所谓"强势的母亲必然会有一个受伤的孩子"的道理，而多数母亲都是在时隔多年之后才会悟出，也有的终身迷糊，无法厘清。

职场上也如此，偶尔会听到关于下属讨好上级的话题，主要是说下属如何唯命是从或者没有距离感的服务。其实很多时候并不是上司强势或者不善兼听，而是下属本身希望做得更好的讨好心理造成的。讨好的原因可能就是内心存在着某种期望，或者是欲望，所以不敢正确地表达自己的意见或者想法，久而久之，便失去了自我，失去了成长自己和成就自己的机会。更重要的是，这种内心的压抑是会变化的，犹如心灵的黑夜，忧郁而失落，对健康的影响也会随之而来。所以，无论是对待孩子还是对待自己的人生，都要适度地设计未来，并给予短期和远期的目标。母亲的言传身教是孩子心理成长的关键，不同的价值观决定了不同的人生格局，实在是太重要了。

总有希望，总是向往：身上无病，心上无事，春鸟便是笙歌。

2017-06-13

"简单"的麦兜

"我的志愿是做一个校长，每天收集了学生的学费之后就去吃火锅。今天吃麻辣火锅，明天吃酸菜鱼火锅，后天吃猪骨头火锅。陈老师直夸我：麦兜，你终于找到生命的真谛"。这就是我最喜欢的麦兜语录，不遮不掩，目的明确，所以，我是麦兜的钻石级粉丝。

喜欢麦兜是在北京奥运之后，从奥运筹备到圆满结束，有许多想做的事没做。有段时间突然想看剧，小朋友同事就帮我下载了几部电影，其中就有《麦兜的故事》。麦太和麦兜母子相依为命，不向命运低头的精神很感染人，尤其是用诙谐幽默的形式，通过猪宝宝卡通形象来体现深刻的寓意，让我在哈哈大笑之余得到了很多的启发，之后推出的麦兜续集我都喜欢看。

昨天在飞机里候机两个多小时，不知什么时候开始，学会不急不躁，静候起飞。幸运是大飞机，设施很好，前排座位有空中娱乐屏，点开节目单，有《麦兜饭煲奇兵》。剧情简单地说，就是从外星球来了一个卡通奇兽，形象很可爱，通身是绿色的，有一双可爱的大眼睛，还有黄色的犄角，体格和奥特曼一样巨大，高楼等在它的脚下就像火柴盒一样，它面带稚气，力大无比，大概是不了解地球，也不懂得地球生物的规律，随意行走毁坏了不少设施，惊天动地。于是乎保护组织就号召各类研究天才研制对抗外星奇兽的利器，素有研究天才的麦兜参与其中。有的人研究出来巨型机器人，但多次与外星奇兽对抗博弈，尽管招招险恶致命，但神奇的怪兽只是睁着好奇的眼睛轻而易举地就化险为夷了，当然每次战斗都带来房屋和工厂的摧毁，触目惊心；也有的人研究出来巨型导弹，怪兽竟然一口吞下去，然后屁股放出浓烈的黑烟，可能是奇臭无比，地球生物不由得捂鼻逃离，怪兽只是好奇地微笑。最终战胜怪兽的是麦兜的饭煲奇兵。

麦兜长大了，他发明的饭煲奇兵头部两侧有类似插销的手臂，饭煲从怪兽的背部轻轻地抱住它，像按摩器一样，手臂端振动按摩着怪兽的身体，怪兽似乎在温和地享受着，面部露出善良的微笑，随后，带着饭煲奇兵飞向了太空。大家再也没有见到饭煲奇兵的归来，原来它被怪兽带到了自己的星球。影片里，饭煲支着脑袋想念着麦兜，但为了和平，它不得不在那里生活，让地球获得永久的安宁。

这部影片并不奇葩。怪兽是原生态的蒙昧和无邪，打败和伤害它并不能带来平静；而麦兜的善良安抚了怪兽的野性，饭煲奇兵的和谐唤醒了怪兽的本性，化解了战争。所以，不是什么事都需要充满敌意的回应，而是春风化雨般的给予。记得一位长者说：我们在处理任何一件事的时候，都要记住给人以出路。是啊，不要断了他人的活路，否则，人一旦没有了退路，就容易走极端，伤人伤己。麦兜都能做到对怪兽无知闯祸的宽容，我们做善良的人多好啊，而且善良的人最长寿！

麦兜还说：感谢身材，即使臃肿，我也能到世界各地去旅游。伤心不要紧，伤胃就不好了……

2017-06-14

山里山外的花季

因为小朋友"星"待产要当妈妈了，想到孕妈妈"星"的幸福，另一双美丽但无神的大眼睛就会浮现在眼前，那是曾经经历的画面，已经定格在脑海里，甚至每当静下来时，那双眼睛还是让人无法释怀。或许是眼神背后隐藏的故事？总之令人情不自禁地联想和猜测。

那是6月下旬的一天，在滇南，去某山区某县的某乡镇卫生机构。据说那天是赶集的日子，交通工具会便利些，所以乡村里的孕妇都会在这个日子到卫生院做产检。开始我以为是因南方山里的空气清新和植被丰富，女性都会显得年轻几岁，所以，误以为排队待检的产妇看上去虽然像中学生一般模样，但实际上应该是到了生育的年龄。经过了解，我才知道，她们确实处在花季年龄。

环视年轻孕妇们的表情，各有不同，有喜悦、有期待、有平淡、有无奈，有的有长辈陪着，有的独自一人。在产检室分诊门口的右侧，放着一条长椅子，椅子上坐着两名孕妇和一名 50 岁左右的妇女，其中坐在中间的那位孕妇吸引了大家的目光，因为在所有的孕妇中，唯独她身着淡黄色的连衣裙，色彩明艳。尽管她的腹部高高隆起，但依旧能看出姣好的身姿，尤其是冷艳美丽的面孔，没有丝毫的修饰，透出自然的清秀，有点林妹妹的做派。只是那双眼睛冷冷地、毫无目标地睁着，而且目光散漫不定，合着没有表情的面孔，就像一尊雕塑。我大约在她面前待了 10 分钟，但她似有半躺的坐姿一动没动，表情凝固。倒是她身边的婆婆回答着提问：孕妇 17 岁，儿子 20 岁，还没有领证，因为没到法定结婚年龄，儿子有事不在，所以当婆婆的领着来产检。我的内心有股苦涩的味道涌了上来，花季的少女似乎过早地凋零了，不只是外表，更重要的是内在，她们还没来得及看清楚身边的世界，就背负起了家庭生活的重负，她们的身心健康又如何能得到应有的保护呢？所谓不至而至，变生其乱。

我在想那些城里的女孩这个年龄在做什么呢？可谓冰火两重天。前几天，见到都市里的某女孩，应该是快 24 岁了，因为痛经被呵护着来到医院就医，或许是症状很严重，所以，一直喊叫着，搅得连灰尘都会跳起来。家人们推着轮椅簇拥着她做检查，最后在病房里躺下，着实刺激着大家的神经。用上药物后，症状缓解些，顽皮的可爱便显现出来，偶尔的呻吟，成了引起母亲疼爱的呼唤，一种母女连心的爱始终荡漾在孩子的脸上。与此同时，我忽然想起了大山里的那个 17 岁的孕妇，内心感到一阵阵隐隐作痛，那种痛感还夹杂着天际飘来的丝丝悲伤……

我们事业向上并且生活稳定的、快 30 岁的小朋友"星"快做妈妈了，她在最恰当的年华，做了最恰当的选择，事业与生活兼得，都不耽误，淡定从容，乐在其中。差异就在于山里山外，未来要做的事很多，包括关注少女的身心健康，此路还很长……

2017-06-25

为什么不可以是大厨呢

站在办公室窗户前，望着湿漉漉的窗外，滇南的雨水清澈而有规则，平行直线般倾斜而下，细刷刷地均匀如帘。穿过杨梅树，拍打着满地的花草，声音清脆，然后又从绿叶上滑落到地上，嗖地钻入泥土，不见了。

听这里的同事们说，今年雨水比往年多很多，有时候连续多天，会让人心烦。但我很喜欢雨水，或许是小时候在江南待过几年，也或许我号称水命，雨天反而让内心更加平静。可惜窗外的杨梅已经过季了，如果不是六月初那个时候，杨梅正好旺季，我还真是不认识杨梅树，反正这里到处都是各种各样的植被，在植物王国里，不认识的多了也就不觉得自己无知了。

滇南的雨下一会就停一停，接着太阳就会露出来笑脸，散发温暖，佐一下雨后的阴寒，所以，这里的气候凉爽适宜，加上空气清新湿润，天空湛蓝，白云漫舞，足以让人定心宁神。似乎有了很惬意的欣赏时光，但潜意识里的东西总在跃跃欲试，牵着你的思绪越来越蔓延开来。说是宇宙有一法则：你给出什么，就会回来什么。

我想其实就是能量守恒，只是变幻着表现形式而已。

滇南的雨变成天上的云，云待不住了，又变成雨，循环往复，顺从天意。上周在北京遭遇些小事，蹭了车，撞了鼻梁，磕了头，划伤了手指，还犯了头痛，当时安慰自己，小灾躲大难嘛，呵呵。当然，我也遭遇了收获。我失而复得了谢大夫和项链。在谢大夫这里体检做超声已经好几年了，去年谢大夫换单位了，约了多次都没有恰好的时间找到谢大夫，上周终于成行，一早就到谢大夫现在的医院，依据检查需要，我把项链取下来，顺手放在了床边，做完超声就离开了医院。忙碌了一上午，突然一机灵，想起了项链不见了，有点小情绪。其实项链很普通，只是还算一个物件，于是不抱希望地联系了谢大夫，结果是经历了很多被检查者，项链居然没丢，医院的工作人员先存放了起来。顿时觉着这项链很珍贵，谢大夫也更是福缘了。这样一回忆，顿时觉着没有什么事有好坏，不拘于一事一物时，悲喜都不过是一种经历，所以不必沮丧或过喜……就像这杨梅树，没了果实，却养壮了枝叶，来年杨梅更加丰硕和甜美。就像这沙沙的雨水，必有其宿命。就像小朋友"星"生孩子，预产期到了，住进医院待产，谁想到一待产就是一周，不管大人多着急，那孩子在妈妈肚子里却很从容淡定，不急不忙地待到想出来的时候。八斤的"淡定哥"一周后决定出来了，出生后第二天就能睁眼看世界，哭笑表情丰富，很有生机，我开玩笑说在胎里就是一博士，和"星"妈妈一样，但我的儿子说，为什么不可以是一大厨呢？哈哈，对呀，为什么不可以是一大厨呢？

录了一段窗外的太阳雨，发给朋友们，涮涮"心"，也给我的女艾灸师朋友们，生活真美好……

2017-07-07　于昆明

让坚持成为一种习惯

你问我正在思索什么？

在这漫长的夜里？

我只是倾听，

雨点重重敲打窗户的音。

——和泉式部（日本女作家）

这是托马斯·摩尔引用在《灵魂的黑夜》第一部分"航程"的卷首语。就在昨天夜里，当风从开着缝的窗户闯进来，把内室的门撞上时，砰的响声便让一位本来就睡眠轻浅的房客清醒了。静静听到的便是雨点击打着窗户的声音，当然也有一些轻微的啪啪声，大概是不甘寂寞的风不断地释放着自己的能量，传递着黑夜里生命的涌动。原来一个人在黑夜里倾听是那么的奇妙，它让房客在黑暗中思考的东西，完全不同于白昼，映入脑海的多是刚刚送走不久的逝者，老人或者同事，那些场景挥之不去，原来走了的人的确也带走了我们的一部分，或多或少，但在这黯淡中的回忆里，也似乎透着深邃的光芒，带给我们力量。只有目睹了从生向死的移动，才让人们幡然醒悟到生长壮老已的自然法则，你也要把自己摆入，这样你才会变得真实，懂得顺应。

不以物喜，不以己悲。雨点敲在窗户玻璃上，依然像叩击在房客的心上，悲愁慢慢地变成了力量。深夜的思考使人明辨。房客想到生活和工作中遇到的那些光鲜而颇有成就的智者，有的已经成为很好的朋友。但是真正的了解和熟知后发现，他们无一幸免地经历过跌宕起伏的苦难和精神折磨，而正是这些经历才使他们从心智到精神不断地成长和成熟，收获了不可抗拒的力量，收获了颇具深度的复苏。他们坚持了自己的价值观念，用以战胜毁灭和应对挑战。

雨点敲在窗户玻璃上，依然像叩击在房客的心上，让坚持慢慢地变成习惯。深夜的思考犹如一盏灯。有的人一直以来是简单和率直的，他们做事多不愿意被缠绕在那些无休止的拖延和羁绊中，因为这部分是客观实在，所以你或是成功地回避，或是选择干脆放弃，但更多的是没有退路的披荆斩棘，毕竟每个人内心都有一道不能逾越的底线，更不想失去得到社会和他人认可的机会。如此，就必须克服内心深处的"黑暗"，将经常的抱怨、责备和挫败感归零，要面对所有的困难寻找光明的坦途。其实没有走不过去的坎，没有哪个黑夜能锁住明天的太阳，正是黑夜的巨大能量酝酿出了白昼的一切明朗。感谢所有的负面经历，它将产生同样辉煌的正面。

雨点敲在窗户玻璃上，依然像叩击在房客的心上，有些失落慢慢地变成了希望。

倾听这雨点重重地打在窗户上……

2017-07-08　于昆明

格 局

思想和激情构成了人的精力（Energy），忘了谁说的了，但通过实践的顿悟过程，我更加认可这句话。这几天打着飞的的生活有说不出的困倦，但大脑里始终飞旋着许多欲罢不能的问题，尽管自喻是有些经历储备的人，其实在面临更大的挑战时，才知道自己的储备还是不够，这种储备不仅是积极面对所有问题的勇气，而是克服被身边习惯性消极带来的停滞或者是退步。

又到机场了，习惯性地以比较高频的匀速步行前往登机口，似乎在与身边缓慢匀速的传递带比较加速度带来的愉悦和自由调速带来的超值的享受。$t = s/v$，还可以有 $t1$、$t2$、$t3$……时间在客观上是恒定的，但在主观上是有弹性的，因为 s 与 v 成反比，提高了速度就拉长了距离，就成就了更加丰富的内在和成就。这只有你拥有了正确的思想和行动的激情才能做到，所谓心动后的行动，假以时日的坚持，并且变成一种常态，便逐渐成为一段不可替代的人生。这两天的经历就极好地佐证了这一看似片面的观点。

前天回到北京，就计划昨天一天的事，于是把每一段可以利用的时间都成功地锁定，包括晚上去见与自己和孩子有关的、持续予以关怀和支持的、似亲人般的友人，即便粗茶淡饭，也会吃出满满的精神力量，因为他们可以在你自以为应该放慢脚步，被动承受人生不可抗力的倦怠的时候，让你看到他们带给你的思想光芒和智慧之光。当然，还有一层意思是希望孩子有幸分享一次视听的"盛宴"，四五个重量级的资深文化职场人，睿智地谈论文化，追溯历史，交流观点，探究共识，率直而敦敏，清澈而流畅，虽然对他们所述的知识体系和时间脉络似乎在一知半解中，却能激发起无穷的遐想，汲取厚重的营养，尤其是他们身上透出的高贵却平易的品格，浑然没有隔阂地融为一体，天底下，哪里还有比这更好的精神盛宴呢？

　　和所有的女性一样，我还是一位母亲，尽管做得很不好，但在某些关键的问题上还是拎得清的，因为作为母亲，如果说还有一片恒久不变的心灵空地，那一定是留给孩子的。尽管现实中常与孩子若即若离，在陪伴其成长中也或多或少存在过激的柔软或刚强的情绪，关心孩子的视角也有所不同，但每一位母亲都会在孩子成长的过程中收获自己的体验。有孩子加入的聚会，贴近了母亲的希望，更是有了新观念对他思想的引导。重点是大姐的一句很贴切的提醒：母亲要把工作的孩子当成成年人对待。

　　还是步入正题吧。昨天下班忙完手中的事，匆忙赶往聚会的目的地，想起没有准备一瓶红酒，因为大家很久未见了，这也是我第一次半独立完成的聚会组织，对方又是我内心尊敬的友人，岂能如此之不周全。恰巧见到如兄长般的同事，问及他的车上有无此物，打开后备箱确认没有后，他坚定地让我先去，说随后就送到，心头一阵温暖。稍有超时地赶到地方，内心渴望见到的大姐以及部分友人已到，内心颇有些内疚。在职场，大姐的职位高出我许多，但从来都是以关爱释怀，缓解我的紧张和拘谨。大姐说：知道你忙，就替你准备了礼物给大家。我顿时心中发潮，有些语无伦次，何德何能，有此慧根？中年之后，还尚有此眷顾，便感谢上苍天道，感谢自己的愚钝，还有坚持处事待人的诚实和责任。大姐是一位每次见到都会眼前一亮，并且持久留痕的人，这并不在于她天生的美貌和卓然得体的服饰，而是从内而外透出的力量和自信，以及数十年沉淀的、内外兼修而得的、恰到好处的特质。

没有学习就没有口若悬河的表达，没有经历就没有智慧的处事，总不提笔，就不可能写出好文章，当许多特质集中在一个人的身上时，足见他或她有多么的优秀，所以生命的动力在于思想和激情的升华，这样的贤达，便能给身边的人带来巨大的能量，就像刮雨器，刮掉雨雾，厘清了方向，格局慢慢变大。延伸一下，怎样获取健康？大姐他们教会我一个道理：解决健康的原问题就是解决"心"的问题。最好是遇见这样一些有强大能量场的人，并相伴而行。当然，首先你要具备点基础，做有精气神的人，充满正义和善良，无私利他，否则，这些能量场即使唾手可得，你依然视而不见，或者擦肩而过……

愉快而有意义的晚餐，道不尽的感激，剪不断的回味。睡前，给过去的小同事打电话，让他早上送我去机场，要去昆明工作些日子。上车就看到可口的早餐。回想有今天，感谢一路奥运保障、甲流防控等特殊经历，让大家有种天然的默契，能想所想、做所做，喜好厌恶早已在行动中达成共识。汉堡好吃，咖啡香醇，交流些工作想法，分享些体验感受，顺利到达，很惬意！更加感谢那些岁月和那些挑战，收获了一生中不离不弃的战友，所以人生没有需要抱怨的，如果曾经有过一点失败或不顺，那都是老天给你的馈赠，让你拥有遇见机遇和胜过其十倍百倍的收获。

飞机算是准点中的晚点，有一阵倾盆大雨击打着机舱的窗户，以为会滞留一段时间，但一会便安静下来，飞吧，总要做的事，总有一段又一段的旅程，飞机上的盖毯没有了，空中服务员给我一个灌满了热水的矿泉水瓶，便缓缓地放在腰后，温暖油然而生，喜悦了我的身体，温暖了我的内心，缓解了腰部的酸痛。

哈哈，年龄都是在向前增长的，与一些衰减的现象友好相处也是步入中老年后必须完成的功课，争来的不是岁月，丰富的思想会让你充满希望。只要一点点向前，总有意想不到的收获，书和实践，激发你的思想，鼓动你的情怀，纠正你的格局……

2017－07－26

把心放在露珠里

滇南的清晨最宜人。不论夜里有没有雨水光临，清晨的绿叶总是翠绿翠绿的，像水洗过的一样。在北方，龟背竹、绿萝等植物是被圈养在房间里的，在这里却枝叶肥硕，遍地都是，真想挖一颗种在花盆里，搬到屋子里做伴，但在南方还是作罢，因为它们在屋外有伙伴们，一起承受阳光，一起发生光合作用，一起度过夜晚，一起迎接风雨，一起抱团取暖。

清晨，绿叶挂着露珠，晶莹剔透，干净得一点杂质都没有，是另一种清清白白。经常有朋友把滇南的蓝天白云照下来欣赏，并发在圈子里分享，湛蓝湛蓝的天呦，雪白雪白的云彩呦，的确张扬着

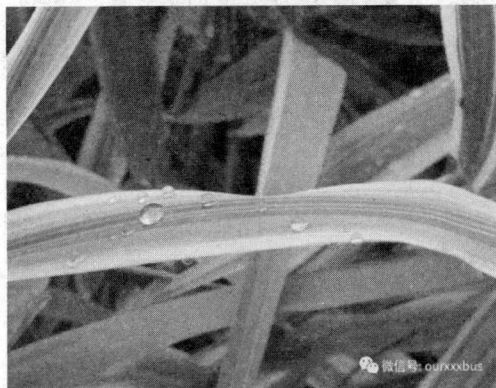

清清爽爽的骄傲。但露珠不一样，温柔地依偎在叶面上，圆融而通透，随形而柔软，静静地迎接清晨过后的阳光，并随着温阳蒸腾而去……

把心放在露珠里，涵养神气。把内心的躁动和不安锁起来，安宁地看看身外，原来一切的缘和一切的份都是那么赤裸裸地关联，因果都是我们自己的过往，在这大千世界里，每个人都只是一个故事，所以，在露珠里韬光养晦，悟出点子丑寅卯，也是不错的选择。

把心放在露珠里，放空思想。把内心的惆怅或喜悦都放一放，回归本真，让血随气脉毫无郁阻地顺势流淌，体会放下和放不下的虚无，去除妄想杂念，体验灵魂深处的爱和关怀，和那一阵阵和煦的温暖慢慢地溢满我们的心海。

把心放在露珠里，按摩抚慰。把内心的责任和劳顿都释放释放，只要是精准地履行职责，就是责任到位，只要懂得学习就会有境界的升华，用露珠的清凉除却疲劳和冷却激情，找回张弛有度的慰藉。

务必珍惜把心放在露珠里的时光，因为露珠的美好只在黑夜与白昼交接的清晨。还我们一段安宁的时光，把所谓的思维理念中断片刻，当露珠散尽，心自然会充满希望地开始美好一天的旅程。天生我材必有用，千金散尽还复来！

把心放在露珠里……

2017-08-01　于昆明

值得记忆

那是十年多前的事了，那时孩子的爷爷还在世，有次谈起某人某事的时候，曾经说到人和事物发展的规律都是一样的，就像颜色的变化，由浅到深，从粉红到深红，再由深红泛紫，由紫到黑，黑了再透白。那时似乎没有悟出老人的语意，只觉得这种比喻很新鲜，并没有意识到其中的道理，或许是那时的阅历还不足以具备领悟的能力，但随着年龄的增长和阅历的增加，越来越深刻地体会到其中的含义。

"道者，反之动；弱者，道之用"。所以，每次想张扬些个性的时候，就会自觉地有所约束。要始终想着只要保持在深红的颜色就行了，因为这是比较安全的颜色。当然，紫色比红色更美，多了一份色彩的叠加，我也很喜欢，只是紫色一不留神就会泛黑，总是距离危险太近了，弄不好物极必反，因为太圆满了总归不好。但是，懂得并能把握好这个分寸并不容易，它需要挫折的磨砺、学习的领会、实践的思考，甚至还有先天禀赋的因素，所以，做大格局并不是件容易的事，保持好行为和语言的尺度可能要克服太多的欲望和期待。

　　每逢遇到身边的朋友或者同志过于拘泥于小事的时候，不免要提醒几句。凡事看大不看小，不可因小而失大。常言道：木秀于林，风必摧之。如果没有混出个粗枝硬权来，就别去迎风招展，那样折得快。在人后比在人前安全得多。那些人上之人必有过人之处，当我们还不能撑起一片天的时候，躲在暗处努力积累才是上策。而且不是每一个人经过努力都能成就梦想，因为你所谓的梦想可能是某个职位、职称、头衔那样的符号，而真正的梦想是在成就别人的梦想的同时，发现内在真正的需要。

　　采摘蘑菇的时候，千万记住越鲜艳漂亮的越不能吃，因为稍有不慎会丢了性命。感谢机缘巧合，有机会在铺满松针的林子里看到了许多从没有见过的蘑菇，好像灰白色的蘑菇是安全系数最高的，红色的坚决不能吃，有毒，紫色的可能有毒，换句话说最好别吃。呵呵，越引人注目越不是什么吉兆，世事不过如此。

　　花儿越是开到绚丽灿烂的时候，也就快到了凋零之时。在春城，到处都可以看到大大小小的鲜花，有的是刻意种植的，有的是随地生长，远远望去很不起眼的小野花，近处照下来却有种别具一格的姿态和美，奔放自然，随性而异，颇有种能奈我何的潇洒。不是名花一朵，我就自由绽放，不在乎争奇斗艳，只要能浪迹天涯……

　　青山依旧在，几度夕阳红……古今多少事，都付谈笑中……

2017-08-18　于昆明

不容忽视的思维底线

当子之面，辱子之母，即使其错在母，也为不善，视为恶。孩子事后如是说，吾思虑后而顿悟颇多。事情是这样的，我平时很少上街，如能有时间轻松地歇着，喝点茶水，品口咖啡，吃块巧克力，便已是惬意的好时光，但因周日有公务，忽然想起真是很久没有去商店了，家中的长筒袜已没有存货，急需准备；正好赶上孩子也需要采购生活用品，于是家人在周六迅速达成了一致：集体乘坐公交车上街，再囤积些日常必需品。

周末的公交车其实很松快，乘车的人不多也不少，既不拥挤也不空荡，有老有少，有站有坐，除了公交车发出的隆隆的马达声，就是窗外的汽车声、叫卖声和逛街人们叽叽喳喳的喧嚣声。从后门上车，刷完公交卡，手扶栏杆，身体随车摇摆，好不自在。穿过车窗，双眼望着窗外的街景，还真是看不够的五颜六色，加上难得的晴朗天气，阳光温和，心里美滋滋的，好一个太平盛世的繁华景象。还有一站就要下车了，顺手再刷一次卡，突然发现，刚才上车时可能没注意，没有刷卡成功，所以计价器显示的是上车刷卡的 0.0 计费。正在有些恐慌时，身边一位五十来岁、身着黑色短袖衬衫的男士说，到前面刷一次就可以了，于是家人赶紧穿过数人，到前门的计价器补完了规定动作。真是心存感激，正想对授计者回谢，只听这位男士开始不停地对我宣传教育，开始的话还是中听的，"上车不刷卡，下车刷卡，下次再上车就会扣全程票价"，我点头连连称是，态度极好；但是接下来他又说"不要以为上车不想刷卡就会省钱，处罚起来也是很厉害的，不能为了省小钱就不刷卡"，他的话开始变味了，似乎是在批评教育我意识"逃票"。

我只是低声地辩解了一句："我不是有意不刷卡，就一元钱票价，那值当吗?"转念一想，辩解也没什么意思，就再没言语。但黑衣男士还是喋喋不休，语音不减。突然站在身边的我的孩子冲着他大声辩驳起来，甚至有些愤怒的指责，好像是在训斥他毫无根据的主观臆断和无休止的语言攻击。黑衣男士可能是被这身高 1.8 米的孩子吼住了，再也没有出声，也可能是感觉到自己的无端猜测实为不妥。我赶紧阻止孩子继续说下去，到站就赶紧下车了。

下了车，我温和地告诉孩子，没有必要置气，动了肝火伤身体，不划算，而且在这世上，发生什么事情都很正常，我们自己知道是怎么一回事就行了，无须多做辩解，大路通天，各走一边。但孩子的回话颠覆了我的逻辑，引发了我的思考，他说：孔子说得很清楚，当着孩子的面去指责孩子的母亲，即使母亲真的做了错事，这种做法也是恶的。当然孔子的原话不是这样说的，孩子只是把意思翻译了讲给我。说实话，我被说服了。一刹那，我变得很感动，忽然觉得我是那么幸福，有种力量让我感到自己的强大，这力量应该是孩子的思想带给我的无限希望，虽然孩子的表达方式还有改善的空间。

是啊！换位思考，天底下谁家的孩子也不会容忍有人当面诋毁自己的母亲，尤其是母亲和孩子同时面对无端非议的场面，所以母亲常常是孩子心中不能突破的思维和情感的底线。推而言之，就教育而言，是不是为师者，不可以自以为是地当着学生的面指责家长，否则孩子的内心注定是受到煎熬的；就生活而言，是不是做媳妇的不应该当着丈夫的面抱怨婆婆，否则丈夫的心里注定会埋下阴影；就职场而言，是不是此单位的领导不应该在彼单位的下属面前评说彼单位领导的短处，否则彼单位下属的内心注定会面对忠诚与否的考验……如此这般，不胜枚举。所以，拿什么都不能拿孩子的思维底线开玩笑，我们可以变通方式，但不可以亵渎，孩子眼里的母亲即使很不完美，但也是自己心里的宝，自己可以说服母亲的任何想法，但绝不会允许别人轻言侮蔑；同理，尊重伴侣的母亲，不也就等于赢得了对方一半的情感；赞美他人的领导的长处，不也是获得了更多的人脉和关系，诸如此类。

和孩子一起成长！

2017-08-27

任何经历都有收获

朋友说：任何经历都是一种收获。是的，经历丰富会让你形成多维度的思考，会让生活变得更加有趣，也让你变得值得被人回眸、接近和倾听。

心理学一直在努力缓解人的痛苦，想把一切黑暗都变得光明和热烈，其实不然，月光下的清冷与柔和同样有意义，那种安静和朦胧能引导我们进入一个更加广阔的思维空间，那便拥有了哲学的高度，不仅能缓解痛苦，而且进一步启发人们接受痛苦的感觉，并从痛苦中获取力量。所以，喜悦和悲伤的经历都不足以改变我们，因為意想不到的事情總有發生，當視作常態，我們就總能淡定應對。

时下，中老年人比较敏感的话题就是疾病和健康，身边总有些意想不到的与这个话题有关的事。体检是健康管理的重要环节，于是经常经历些他人或者自己的健康或不健康的信息，时间长了，大家都适应了一个现象，偌大的人群，个别人查出什么病症也就不奇怪了，只是倘若命中了自己，就会有一个从沮丧到平静的过程，印证了一句比较务实的话：人们往往只有身患疾病时才开始关注健康。好在定期的体检会起到治未病的作用，对中老年人更有意义，要治小病而防大病，而且无论是面对大病还是面对小病都要有一个良好的心态。体检发现了微疾，早治为上。

有时候身体的意外就是源于对亚健康的忽视。从滇南回来已经两周了，是最近往返中在京时间最长的日子，原因主要是这段时间积累了大量的重要事务，但是身体状态却决定了工作中有不同的情绪体验。上周三一早到医院，信赖的专家不到半小时就完成一项微创检查，同时去除四个月前微创手术后残留的异位黏膜。现代科技带来的医学技术的进步突飞猛进，全麻下"子弹就飞了一会"，手术便在毫无知觉中结束了，和上次一样，没有疼痛，没有恐惧，短暂休息之后，便起身回去工作了。但是，前后两次身体的反应却带给我不同的体验，这次明显感觉到身体的疲倦和不适，开会时对问题的分析速度和敏感度明显慢了三拍不止。而且接下来的意外，再一次提醒我要注意身体。

之后的第二天，因为入秋后天气凉爽了不少，我自以为身体不错，夜晚便开窗入眠。次日清晨便开始咽痒咳嗽，然而又自以为是了一把，凭借以往的经验，只使用了非药物疗法，以为两三天便会自愈，不成想一咳就是一周多了。开始的两三天，咳嗽撕扯着微创的创面，还真是有些雪上加霜的感觉。

每一次的疾病挑战，都会带来健康警示。分析起来，这次主要是自己对健康的忽视，加之南北两地的往返和生活可能使人变得懒惰，运动没有规律，内心时有焦灼，防病机能自然有所下降，损害了身体的修复功能，降低了免疫力。好在不停地有事情做，尽管嗓音嘶哑，但口齿还是清楚的，时间过得不寂寞。

不过，我还有很意外的收获：一是亲身体验三七粉的特效，冲水喝下，路经创面，直接修复，还有效止痛呢！二是感谢这次经历，所谓"小病免大灾"，知道了不能因为觉得很健康而忽视对身体的呵护，坚持动静结合，适宜运动，健体养神，鼓舞阳气，践行正气存内，邪不可干！

2017-09-02

上 品

前两天夜里零点，接到一通电话，对方的语气很急，告诉我她是我认识的某人的朋友，说我曾经帮助过她治疗疾病，现在她的儿子因患有甲亢，出现了低钾血症，需要到附近的三甲医院治疗，问我哪家医院合适。刹那间，我睡意全无，虽然我已经记不起来她是谁，但我知道必须尽快让她的孩子得到及时的治疗。我联系了那些铁杆专家朋友中的一位，对接完毕后，我就放心地睡了，因为我知道一定会没有问题。

第二天，她发短信对我表示感谢，我用突然想起的这段话回复了她：认识是缘分，互相帮助，既是幸运，也是幸福。这话不是我说的，这是奚老说的，是因为我接受帮助后表示感谢时，奚老回复的短信内容。当时我内心受到极大的震撼，因为其中包含的不只是语言的力量，更是人生达到一定境界的智慧，它教会我如何用逆向思维考虑问题，从付出中体会获得。当然，不是每个人都能说出如此禅意深刻的慧语，如果没有极其深厚的人生积淀、深邃的哲学思想和极有魅力的语言表达功力，就不可能如此动人心扉。

我想这位母亲读完我回复的这条短信和我当时的感受一样，只是我不知道用什么样的语言能表达出这种感受，因为已远远超出了书面化的体验。之后她又回复我说要一起坐坐，我说不客气，孩子脱离危险比什么都重要，接着交代了今后的注意事项，总体感觉是就此别过，一段故事结束了。

所以，要感谢那些需要帮助的人，因为他们让你觉得自己有用，有价值，而且无须世俗的那种客套和寻求对等的回报，那是一种快乐的体验，那样你会得到真正的朋友和师者。所以，医生要感谢患者，是他们给了你信心和感激，让你体会医者仁心的幸福，再累也不觉着苦；也要感谢他们的怀疑和抱怨，是他们让你不断提高技术和人文服务的能力，让你知道医者在生物—社会—心理的发展模式下，回归医学本质的重要性。修炼身心是医生一辈子的事，正像孩子说的：做医生是最积德的事，尤其是急救医生，救人一命便功德无量，何况救人无数。所以，当你背负责任时，要感谢这份使命和压力，它会让你雨后春笋般破土生长，一边经历风雨，一边享受雨露滋润，外壳会越来越坚硬，汲取的养分会越来越丰厚，因为有艰辛努力的过程磨砺，就有成败经验的积累。就像滇南的夜晚，天宇的静似乎寂寞，甚至安静得只能听见自己的呼吸声，但静谧中的冥想变得更加纯粹。晨起出门，细雨沥沥，洗净了天空和大地，能看见一丛丛强壮的龟背竹错落有致，所有的绿植都是水汪汪的清脆，充满生机……刻意的换位思考是容易的，但自觉地实践知行合一需要一以贯之的习惯，你便能有"傻傻"的快乐。

要感谢身边那些闪烁着思想光芒的贵人们，给什么都不如给你思想更加珍贵。当然，不是每个人都有运气遇见贤达之人，帮你凝练思想和行为，并用最为恰当的语言提升你的心性和品质。这需要你努力去追赶他们的步伐，去思考和实践，做生活的智者，从而再去影响更多的人。

2017-09-06

剑 芒

只要稍加注意，你就会发现你和你生活的这个世界原来没有远近，一切唾手可得。比如，或许你还在成长的过程中，你的自我认同束缚了你的思考阈值，对事、物、人的评判过多地带有主观的色彩；或许你是智者，已经习惯于在浩如星河的事物中准确地把握了自己的思维态势，但无论怎样，结果都是在和周围的人际生态发生互动，在不断地创造平衡，此消彼长、彼长此消而已，所以，一次次的心理 blue 都是在积累能量而转化为力量。

孩子总结得好，无论经历了什么样的负向事件或者正向事件，人与人得到不同的认知结果的原因是你是否学会了思考和凝练，是否获得了积累。是的，如果能做到每一次体验的认同，当你再遇见类似的情形，便有了准备，不会再愤怒或者惊喜，而是获得一次次的修炼。祸福本来就是相互依存的，多一点、少一点的又有什么关系，关键是学会整理和退让，保持自己内心的自由和自在。

整理书房时，发现一枚铜褐色的剑。剑长约 20 厘米，合金属性，其质坚硬，剑身光亮，剑柄祥云缠绕浮云，形态颀长秀美，握之则心间豁然有含灵之气。询问家人，都不知何时所得，源自何处，我自以神器而据为己有。时常握在手里，却有定力从内而生……

其实惊奇不在于此。我喜欢《Dark Nights of the Soul》这本书，许多人也喜欢，可能是因为其中的哲学思辨引人咀嚼回味。但是这本书的魅力在于：你越想一口气读完解渴，就越是无法读下去，因为每一句话都值得回味。所以，书一直放在书桌上，我会在碎片化的时间里瞄一段，读几句，聊以自慰。一天的清晨，起床踱步到桌前，随意翻到一页，霎时间，有点眩晕。这一页上写着"我的桌子上躺着一把西藏短剑，它雕有三个魔头，刀锋的三面代表着慈善、纯洁和耐心"。魔头制服黑夜的恐惧，刀锋便是黑夜的光明。"每一事物都有其存在的意义，痛苦更是如此"，或许吻合了我手中这把"神器"带给我的感觉，所以更觉得此剑原本就是"我的"力量场。

我会把这把神器送给我生命中的一位好友，因为友人身上有一种不屈不挠的精神。这种精神能使人不断经历苦难，不断接受挑战，不断获得思维进阶，始终保持活力，并有坚定的信念，不放弃、不抛弃，每一步都有满意和自足，都能感受到慈善、纯洁和耐心。"什么是生活中的平庸？平庸是无法散发内心的光辉"，就让这把神器带着祥云穿透云雾，直指天宇……

2017-09-19

妙意"筇竹寺"

美妙的音乐，婉转悠扬；旷达的虚空包容着自然万物，自在满足……如此曼妙如意：两手把大地山河捏瘪搓圆洒向空中毫无色相，一口将先天祖气咀来嚼去吞在肚里放出光明。大气而霸气的对联就在这紧邻城市的筇竹寺。

因为时间或是修缮的原因，没有去最生动的主殿，但近旁殿宇里的几十尊罗汉泥塑足以让我不虚此行。他们个个惟妙惟肖，目光犀利，神态各异，古今中外，佛性穿越时空。有释迦与迦叶尊者相视：一花一世界，一叶一菩提。师徒相知天地间，通透如一线相连。有耶稣和圣母玛利亚、顺治和孝庄皇太后，母爱不分种族，亲情包容一切；还有马可·波罗的开放自在、圣贤老子的智慧卓然、千手观音的顾护生灵、开口如来的普度众生……所有的一切人物雕塑，门派类别不同，但都是躯体承载着精神，灵魂悄然自在，时空虽有不同，规律亘古不变。

小寺里有大世界，如此的罗汉人物结构，恰似取类比象，足以彰显这片土地的包容大气，持中而拨动阴阳，循齐而淡定坦然。因此，有了无限风光的大美滇池，风花雪月、苍山洱海的大理风情，还有多民族文化共存的和和美美。

喝一口红茶，听方丈说寺。寺建于 1883 年，朱德在此修行过，后入位于昆明的讲武堂学文习武，还有周恩来总理等国家领导人来寺参观。寺后有塔，虽今年雨水多，有山体滑坡，但塔依然矗立。山体滑坡冲坏了寺庙的围墙，但泥石流遇塔则绕其而行，不能有损，此塔便是这里的镇寺之宝。没去看塔，但坚信塔在寺在，这是冥冥之中的事。

吃一个供果，悟方丈读佛。佛告诫个体，不可有困于情、财、命三债，否则苦海无边，只有学会放下，方可回头是岸。又言人身肉体，但灵魂不灭，所以无生无死，生死便可坦然面对；谈及国家，民应爱君，爱君便是爱国，因君主犹如母亲，明君爱民如子。听罢若有所思，一切均有圆融之意，只是才疏学浅，不能明言其理，但无论怎样，儒释道是中华民族的文化瑰宝。

出寺时又见入寺时门内的那一簇筇竹，长在朱红色寺墙之内，历时旷日，阅人无数，依然郁郁葱葱，翠绿挺拔，竹节节节紧致，竹干坚实如楠，是筇竹寺的"形象大使"。进门见筇竹，出门复遇之，筇竹寺便驻在脑海里，但筇竹只是认识此寺深刻之处的节节路径，更多的辨赏还需桌前书中探寻，不断体会那里博大精深的文化内涵。短短时间，虽仅有浅显的过目之识，但已有再次回眸之盼，相信一次比一次会有更深的意会。感谢朋友推荐和陪同，让我遇见。妙意筇竹寺，宁心如意……

2017-09-12　于昆明

秋启凡思

西南的四季的确不够明显,秋分节气已过数日,阳光依然灿烂,百草依旧嫩绿。但有秋气在,则秋思起。说不出名字的矮木丛浓密地立在道路的两边,那翠绿的叶子一律倾斜地向着阳光,枝头开着小朵淡蓝色的花,花瓣的颜色从根部的淡白—淡蓝—蓝色,就像内心的一丝眷念慢慢地舒展开来,于是心房里的许多温暖的笑脸一张张从眼前掠过,很是宽慰;还有心室那片不大的自留地,遥远的存储已成为故事,却仿佛近在眼前。那些生命中的片段,回忆会带来感动和力量。

说不出的盆栽花卉盛着膨出拥挤的小草惬意地端坐在办公室的茶几上,水仙一般的叶子,却是兰花,串串的花蕾还没有绽放,依偎在细长的叶子上,毫无显山露水之意,相信也会悄悄地开花,细碎的小草就更不争艳了,墨黑油亮的花盆凝重肃然,让人不知道是看花还是看盆。"根,紧握在地下;叶,相融在云里",如此,花盆静默,相互唯美,淡雅从容,暗香缓流……下午五六点的阳光斜斜地流入室内,懒洋洋地抚过室内的沙发、桌椅,然后又收了回去,去韬光养晦了,为第二天的升起和普照蓄积光和热。把目光从电脑上移开,静静地看着阳光的游动,虽然缓慢,但骗不了时光,夕阳西下,太阳也慢慢地退去了,雕琢了色彩,滋养了万物,也都回归了自然的寂静。没有风雨的西南,蓝天自豪,白云妖娆,让你怎么不留恋? 呵呵,疲倦中直起腰,抬起头,望望窗外,内心又是一片世界，美好就在身边，只是你一定要看得见，只有看见了，才是你的世界。

言归正传。记得有一次，园林专业出身的博士妹子说过，植物也是一样，都有争抢阳光的权利，所以有的植物会长得高些，枝叶也会更加茂盛，当然，也会挡住矮小的植物，使之不能得到充足的阳光照射。尤其是在春城的自然环境下，本来就草木繁荫的植物天国，这种现象就更是比比皆是了。所以，物竞天择，人随天意，抢来的、争来的、刻意追逐的东西，其实都不是自己的，即使从这里得到了，也会从别的地方失去，只是你不知道而已，道上的事只有道说得清楚。呵呵，或许是秋天的原因，"仿佛时光倒流到最初相遇的地方"。万事万物不断地轮回，但见绿叶渐渐泛黄，落地回眸一笑，来年还能再见。东方木，国人喜看团圆结局之剧目；西方金，西方作品多悲剧之结尾。国人讲太极阴阳，持中守衡；西方人则多好胜好战。其实东西方文化差异皆为自然之作。青龙、白虎、朱雀和玄武，四神之兽，各守一方，哪是你想怎样就怎样呢？呵呵，知之则好自在……想想路边的小蓝花、室内的兰花盆栽、斜斜的阳光，等等，只要是看见的、碰见的都是你的缘，"静守岁月的芬芳，绕过指尖的流年"，宁静清幽，体味真意；清水涤心，默守恬淡，去看内心最美丽的风光。

2017-09-27　于昆明

寄 月

熟悉的老人操劳着家事的背影，小外甥女天真烂漫地玩耍，不断穿梭在大人们之间，围绕在大人们的膝下，老人的子女们时隐时现，一切如寻常生活般安逸……"嗡"，手机的一声震动把我从睡梦中轻轻地唤醒，晨光透过窗帘的缝隙按摩着微眯的眼睛。没有阳光浸泡过的清晨是柔和清凉的，就像傍晚池塘边的月色，慢慢地深入心底。梦醒了，回放梦境时，却没有恐惧，没有遗憾，幸福而平和，老人已经去世 8 年多了。

在这中秋的前夜，老人依然从容地和家人在一起，传递爱与怀念。"夜晚我死了，白天我活着"，又忘了是哪位哲人说的了，是的，睡去的时候，真正的"我"会自由地往返于天地之间，日有所思，虽然只是在不自觉中游荡，但却会在睡梦中缓缓地播放，呈现怀念的慈悲，让情景之海自然地流淌。感谢所有的经历，无论酸甜苦辣，悲欢离合，数十年心路走来，知道了一切都无法回避的，世上没有什么完美，缺憾才是永恒，无论撕心裂肺，还是欣喜若狂，都会在岁月中漂白，能沉淀下来的才会真正地储存在记忆里，并能在这捧出月亮的日子里交融和升华。

松松垮垮地躺在床上，回忆着梦境，散漫的思绪回到前天，是 10 月 2 日。今年的十一和中秋很近，我刻意留在昆明，没有回北京，和大家一起去了国家级贫困县，慰问山区的贫困家庭和在岗的村干部。大概孩子的安危冷暖是最能引发母性泛滥的因素，至今贫困家庭孩子那双单纯明亮的大眼睛还时时在眼前晃动；还有那位身患白血病，在化疗期间仍然坚持在工作岗位上的村主任，黝黑的面容少了光泽，但诚实的眼睛又充满了力量。他们让我的思维不觉地飘移到那一片神奇的地方。那是村后一片浓郁的松林，遍地小草交织、落叶叠加，一朵朵蘑菇若隐若现地露出半张脸，我再一次看到一株胭脂菇。据说这里的一切都为自然所赐，不可以带出半点，我只能静静地看，默默地崇敬。大树高耸，枝叶在高高的天宇中交手相融，遮天蔽日，身置其中，享受着天籁的空寂和丰富的营养，让你有发自内心的肃然起敬。

这是村民祭祀的地方，深入进去，会有一棵不分叉的大树作为祭祀地点，一根红色的丝带环绕树干，便是标识。松林有些湿冷，令人体会到神圣的敬畏。想来村民每每在此倾诉着一生中的所有期盼，并一次又一次地把不幸和祝福祷告，从不抱怨，永怀虔诚，虽然清贫，但内心恬静，这便是身在山里的人比身处浮躁闹市的人多出的幸运吧？或许是因为十几个人的脚步，动静有些大，惊动了山神，所以刚出林子，便有了一阵子大大的雨滴砸在身上和地上，砸得那么舒心……

西南山区的自然环境优美，交通不够发达，经济落后，但人和自然和谐相处，简朴知足，幸福指数似乎不一定低。山里的生活环境是单一的，贫困的家庭和孩子委实让人心里不断发潮，只是面对美好愿望的实现，一个人或一群人的力量是那么的渺小，它需要整个社会的力量，仅仅有爱是不够的。全民的小康才是真正的小康。那片林子和那个村子会是今秋的记忆之一。

中秋快乐，送给家人、朋友和引领前行的智者们，小家、大家和国家，有国家的兴旺才有大家的平台，有大家的和谐进步，才有小家的幸福生活。这是和大家一样越来越深刻的认识。和年迈多病的父母团团圆圆，看着团团圆圆的中秋节目，这是今秋难得的幸福。祝福国家好，大家好，家家好！

"水墨丹青月中画，江山万里长"，我们共同努力！

2017－10－04　于昆明

我爱我的祖国

《我的祖国》，这是一首唱遍大江南北的歌，无论岁月飘过多少载夏月冬雪，深沉婉转而激荡悠扬的旋律一直拨动着人们的心弦，从不衰减。每次听到这首歌，一股股奔涌的暖流便从丹田不断升腾到胸窝，激起阵阵涟漪，化作泪眼婆娑。声声慢，切切诺，我爱我的祖国！

我说祖国，祖国说我。我说江山社稷静好，江河湖海碧波，都是您的歌；我说祖国如沧海，也如巫山，都是我心底唯一的寄托。祖国说我有偌大的疆土，就在时下，北方皑皑积雪，南方却鲜花盛开，不一样的大江南北，都是完整的我；祖国说只要在我身躯上播种，我便能将你衬托；祖国还说今天的强大，是自然法则的结果，遵从民意，弘扬道德，在消长中平衡取舍，就像这长江与黄河，清静和缓与混浊咆哮，在祖国的脊梁上相互拥抱、制约着向前奔跑和欢歌。我好幸运，因为我在祖国的呵护下让梦想执着。

　　心中有国，国便有你。明天的北京有十九大盛会，今天的滇南有龙舟赛祝贺！万里江山万里长，万卷画廊心中慢慢卷舒展合。哇，56 个民族 56 声天籁。我看见了，西部戈壁上策马奔腾的哈萨克小伙，还有深入云端半山腰的牛羊成群；我看见了，云贵川山区的连绵村落，还有民族村多彩文化聚集的非遗成果；我还看见高楼林立的北上广和穿梭飞跃的大数据……呵，无数传统与科学交织的文明，相互簇拥着一起迈向新天地。我便在这河汉星辰与浩渺大地间饱吸清新的空气，在墨香文卷与智慧数据间汲取丰富的营养，我很幸运，因为我在祖国温暖的臂弯里幸福地生活。

　　我读祖国，祖国读我。五千年历史，风云起伏，内忧外患中诞生了一个追求公平正义、民生福祉的新中国。我的祖国要人人享有健康，人人享有小康；不要平均数衡量，要有个位数求实。有这样的执政党，我们的中国梦还会远吗？祖国对我说，还有许多贫困人口没有脱贫，还有许多国人需要觉醒，还有，还有……这都需要我们的付出和努力。想起一位边陲首长所言：老百姓可以幸福安逸，但公职人员要勤奋工作。我好幸运，因为我在祖国崛起的里程里获得了奉献的机会。

　　我深深地爱着我的祖国……

2017-10-17

喜鹊来了

十九大召开了，从昆明再回到北京工作些日子。这两天，明显感觉到天气回暖。忙完回到办公室时，也会偶尔坐在窗户旁边的办公桌前发发愣，无意识地看看屋里的植株，翻翻桌上的文档，让秋天的阳光弱弱地照在身上，给自己一点放松和自在。

窗外的柿子树依旧相互依偎着成长，忽然，一只喜鹊飞了过来，住脚在柿子树上，然后专心致志地啄吸着柿子，吃得快极了，一会儿工夫，便把一枚柿子掏空了，然后旁若无人地伸伸脖子，快乐地飞到房檐，咯吱一声，便心满意足地潇洒而去。

是啊，深秋是喜鹊来的时候，每年它们都会在这个时节分享果实，带来喜庆，不过这次是恰逢十九大召开的日子而来，委实让人更加多了一份喜悦和喜欢，所以，今天的喜鹊飞过时，似乎还用目光与你"分享"一下美好时光，飞过窗前时，扑棱着翅膀，摇摇细长而美丽的尾巴，依然自信而满足地离开了，多么美好的日子，未来会更加美好！

想着想着，有些忍不住了，忽然觉得在结束了采访和宣讲工作的今天，我也可以"飞翔"，打开窗户，纵身翻过窗户，跳到窗户旁边配楼的平台上。呀！柿子一串串好多呀，把树枝压弯了，恰巧有一个挂满柿子的树枝静静地趴在平台边上，触手可及，真是令人激动和兴奋呀！得来全不费功夫，出手就有收获，轻轻地掰断一个挂了七八个小柿子的树枝，依然不露声色地原路返回室内，望着手中的柿子，真是很有成就感。不过柿子还没有完全熟透，颜色淡黄，皮质生硬，但此时不下手摘几个，彼时就会逐个地变成喜鹊的口中美食了。

这些柿子表面还是有很多白色的虫卵，密密麻麻，但只要用手纸擦拭，便能轻松去除。据说，有虫子的水果没有打药，虽然难看，但非常好吃，就等它放熟品尝了。现在可以满足观赏。

好吃的不好看，好看的不好吃，世上哪有两全事呵⋯⋯

其实在深秋的这段日子，单位院子里的果树都争先恐后地展现自我了，石榴、山楂、海棠果、银杏，品种还真不少。前几天红皮的石榴裂开口子，石榴籽探出了头，被后勤的同志们摘了下来，发给了大家，真是原生态，籽小汁多，甜味纯正。尽管很仔细地慢慢吃，但还是没过瘾就吃完了，呵呵。这些天，山楂也红了，中午从饭堂出来，刻意绕一下，悄悄摘上一小串，四五颗，山楂肉厚实酸甜，很是惬意。不过今年的海棠果长得不好，青绿色幼小无生长，倒是安全无忧地闲散着，无精打采。今年的银杏果实也不多，稀稀拉拉，完全没有往年熟落一地的景象，但金黄色的银杏叶还是那么好看和张扬。据说果树也是一年旺盛一年衰，都是躲不过的规律。

我还是觉着柿子更惹人怜爱，因为没有一年不受虫害，没有一年健康着成熟，或许是果实太多、太甜、太明艳吧，或许这才是柿子树真正的归属。不同的果树，同样的土壤，一起春生夏长，一起秋收冬藏，它们有着共同的花样年华。只是在人们看来，草木一秋，没有果实时盼望成熟，成熟后又走向凋零。只是果树在来年还能体验相似的生命过程。"人生有两大悲剧，一个是没有得到你心爱的东西，另一个是得到了你心爱的东西"（萧伯纳）。其实，还是在路上最好，总怀着希望，总在追求梦想，而不急于拔苗助长，就像这些果树，收获一年，蓄积一年，循环往复，但慢慢粗壮，慢慢繁华，享受过程，体验滋养。让不同的经历不断蓄积为能量吧，沿途的风光才是人生最美好的时光。

2017-10-20

红袖标的骄傲

有一次，一位滇南的同事问我："朝阳群众很有名气，他们都是什么人？他们的动力是什么？"还真把我问住了，我想说他们是重要时段有组织的"人海战术""人民战争"？这似乎都不能准确表达其现在的内涵，因为朝阳群众不仅是指那些在重要时段带着红袖标巡逻的志愿者，也是平日里创造和谐文明的美丽天使。想起朝阳群众常用的宣传方式——讲故事，于是我就给他讲了个故事。

这个故事发生在去年年初。为了改善一下居住条件，我卖了小房子，换了大点的二手房。那天去收拾房子，开着门，有位大妈便敲门进来，一阵寒暄。她说原来这里住的某某人，是外地的，是做某某事的，家里有几口人，一般是什么时段过来住，以什么价钱从谁手里买的这套房子，已经赚了多少钱，你们住进来应该注意什么，小区环境特点，等等。我完全听呆了，因为她让我吃惊，她告诉了我几乎没有考虑到的所有信息，很感动！后来一想，恍然大悟，大妈也是在观察和刺探我这个新住户的家底呀！呵呵。这就是朝阳群众，他们以自己的方式履行义务，关注着社区里的每家每户每个人，关爱大家生活的家园。这也就是为什么有任何陌生人进入社区都逃不出他们"法眼"的原因。

朝阳群众无论平时、战时都保持着工作者的状态，并从中获取自豪和快乐。这些朝阳群众的个体组成了朝阳群众的整体形象，享誉全国，成为朝阳区一张最美丽的名片。十九大期间，路上、街边的红袖标多了起来，他们有的三五成群，时有嬉笑地巡逻，也有的只身站在公交车站，威严地维持秩序，但每一张脸上都洋溢着幸福和满足。当然他们有着普通人不同的习性，或许在家闲散话唠，或许邻里间也常攀比吵闹，但只要以志愿者的身份出现，便表现出威严和庄重，爱国、爱家、爱社区，助力中国梦。

朝阳群众也是朝阳文化的一部分，他们在朝阳经济发展、社会进步过程中传承家国情怀，倡导文明习惯。北京精神铸就了朝阳群众内在的价值追求，和谐安定美好的家园文化已经渗透在朝阳群众的血脉之中。

我也是朝阳群众，朝阳群众是说不清的味道，尝不出的颜色，但很有魅力！我喜欢。

2017-10-22

拥抱的力量

昨天是回族人民的圣节（穆罕默德诞辰），我有幸在昆明挂职期间遇上。上午完成预定的工作安排，应好朋友之邀参加了他们家四世同堂的家宴，有种久违的感受。因为不知有多少年没有家族式的团圆了，怀念油然而生。餐桌上的牛肉很香很有嚼头，莲藕酸辣也吊起了胃口，但更为深刻的是老人的整洁和慈爱，眉宇间都透着温暖；表兄妹间的和睦亲爱，言语里毫无遮拦；孩子的嬉闹无忌，顽皮中天性袒露。饭后跟着朋友去鱼塘边坐了一会。欣赏孩子依偎着老人、姊妹们谈笑风生，兄弟们垂钓喜悦的情景，多好的一家人啊！这哪里是羡慕能得来的？前世的缘，今生的分。

想起自己的孩子，自然是母爱洋溢出来的想念，这些年每每拥抱着孩子的时候心里最踏实。每次看到孩子有新的变化或步入新的人生阶段时，我都会抱抱孩子，亲吻一下他的面颊，说一句不变的话："妈妈的拥抱会给孩子带来力量。"现在孩子已经大了，但做母亲的习惯从未改变，已经成为母子情深的一种表达方式。有心理学家说，这种身体的接触，能传达最深刻的体验，能带给对方自信和勇气，应该是这样的，从拥抱中母子都得到内心的安宁和平静，生活变得平实而有希望……

想起一位老领导，和他一起度过一些特殊保障的日子令我很难忘，在奥运保障或者防控传染病疫情的过程中，他总是那么乐观大方，诙谐幽默，因此，无论你如何疲惫不堪，或者情绪低落，都会在他的轻松谈笑中得到鼓舞和力量。有一次在外地考察，意外地在机场邂逅，"熊抱"了一下，好轻松和温暖啊，那些特殊的工作日子好像又回到了眼前，令人情不自禁地想，如果有这样的上级，再来几次无声的战斗也不怕，反而是人生不可或缺的积累和实践，是友谊和事业的双丰收。真心地爱下属，有发自内心的自然拥抱，何求没有满满的收获。应了内心的一种体验：往往是记住了人，才记住了事。那些记忆深处的生动是人带给我们的，事只是为此而有的舞台，没有人在的舞台便没有生命力的存在，又何谈记忆呢？想起平时的交往中，和长辈们，和亲人们，和姐妹们，和同事们，轻轻地拍拍肩膀，一个真诚的拥抱，那种脱离了低级趣味的肢体语言，在情感的交流中便多了一份真诚，有时会比语言的表达更为具体而准确。

目光回到这个大家族，心想即使有一天结束工作，远离了这里，但朋友会永远留在记忆里，因为心灵拥抱过这份记忆而记住这个场景，那么这份体验将给我一份期待和向往……

美好都在身边，去营造并拥有吧！

2017-10-29　于昆明

民族风

有朋友这样称谓鄙人：南京—新疆—北京—某地—某地人，哈哈。

不到清晨 5 点，就被一个浅浅的梦轻轻地唤醒了，窗帘上端飘进来一束清冷的光，把这一串称谓从记忆里唤醒。人们常说，夜晚的思绪是迷离而悠远的，所以这些与成长相关的地域的内涵便不断地从内存里调出，连成曲线，又纵行横列织成网，网网相连不断延伸。说起来真是值得盘点，不过这要从父母说起。父亲当年是江南的一枚清秀小伙，考到川南读书，之后便去了大西北；母亲是川南妹子，年幼随母亲从军也来到大西北。是姻缘让父母相遇。有了我们子女后，中年的他们又回到江南，最终年迈时落脚到与他们青春记忆有关的川南，在康养盛地颐养天年。我们这些子女除了继承他们的血脉，也继承了这个家族走南闯北的勇气。

回头看看自己的足迹，似乎一脉相承地沿袭。从儿时离开江南，驻足西北边陲，迁徙首都，又到西南春城小憩，都是机缘造就，似乎止步，却又还在继续。和父辈们一样，在走南闯北的路上，品味河山壮丽，浏览万种风情，人生也由此变得丰富有趣。没有预设，就像阿甘妈妈对阿甘常说的一句话：生活就像一盒巧克力，你永远不知道下一块是什么味道！

常常想：我们的基因链是多么的强大。能在大西北领略白雪皑皑的严寒；也能在江南享用酷暑蒸蒸的炎热。怀念西北严冬毡房里那围着火炉享用的手抓羊肉和伊犁马肠；也怀念碧绿江南饭桌上的咸水鸭。我真自豪：既能满足于一杯白酒、一盘风干肉，也能陶醉于一杯清茶、一碟螺蛳肉，南北两种水土，让我分享两种美味。北方铁塔造就了外表的刚烈；南方小镇涵养出内在的柔美，因此，可以豪放不羁，但内心却永如一湖静水，波澜不惊，宠辱无意。

常常想：游牧般的人生也是需要勇气的，每一次迁徙，都是直面启程，但沿途都有美不胜收的风景。大西北两季分明，热就热得干枯，冷就冷得彻骨。西风凛冽，北风冰寒，有北疆美景——"千树万树梨花开"；沙漠浩渺，夕阳驼峰，有南疆诗画——大漠戈壁胡杨林。而大西南则四季如春，温润如玉。蓝天白云，群山翠绿，湖水荡漾，候鸟成群，尤其是大山里的静谧和原始生态的神秘，令人心旷神怡。都是多民族集聚的边疆，大西北多了些策马奔腾的粗犷，大西南则多了声高原温情的呼唤。"我们虽然不一样，但都有真和善……"

常常想：你一定会喜欢新疆天山上一汪天池的仙水，它依偎着终年积雪不化的天山山脉，并与山脉脉系的苍松翠柏相望；你也一定喜欢滇南西山边那一湖滇池的琼浆，它仰慕着睡美人天仙般的美丽，并与植物天堂里的奇花异草相伴。西北有山有水，西南也有山有水，只是北方的山水多了一份威仪，南方的山水多了一份柔美。

常常想：走来走去，无论东西南北，大好河山，都是看不够的山水。有一次，一位小朋友来到我的办公室，他说办公室里的堪舆观就是有山有水，依山傍水，要背后有墙，桌前有花草为水。是啊，好山好水才是好风光。好男儿是山，做脊梁而国强盛；好女子是水，厚德行而家平安。只要国强民安，便可游牧一生，处处为家。

南方的蚕丝被轻柔，北方的棉絮厚重，无论前者，还是后者，我都喜欢，但只要简单易得。当然，终有一天，我也会像父母一样年迈体弱，腿脚走不动路了，但我的心还会和候鸟一样，期待飞翔……

2017-11-06

叶在风中起落

清晨就开始刮风了，很大，带着寒冷直往身体里钻，不知道是不是风也怕冷，贴着我们温暖的身体才能停下来。今天清晨上班的这条路是少有的拥堵，据说可能是这两天特朗普来了，会有限行路段的车辆压了过来，哈哈。只要开进了拥挤车辆的行伍里，你就注定没得选择，走走停停，缓缓前行。偶尔看看车窗外，大风摇曳着路边的树木，有点"树欲静而风不止"的味道，近乎枯黄的树叶经不起树枝的摇摆，随风而落，有的直奔车窗，温和地敲一下车窗，再慢慢地飘落到地面，和风吹起的已经落地的树叶一起翻飞到道路的边缘，风停时，簇拥着附着在地面上喘息，等风再度袭来，又再一次跳跃，迎接新的落叶，如此循环往复，在这初冬的寒风里……就像初冬里人们的故事，成就你的不仅是你的愿望和努力，还有那深入你骨髓的家族的传承和悟性。

要给人一些机缘。今天，孩子推荐给我一本书，并嘱咐我一定要看看，书名叫《传家良训》。习惯性先翻翻目录，目录的画龙点睛与自我思考的人生感悟如此机缘巧合：在恰当的时候遇到恰当的事和恰当的书，思维惯性地推导出又一番理性的认知，当以实例为佐证时，画面变得立体而鲜活起来。

记得年轻的时候，大家都对议论孩子有共同的喜好，总会用他人的例子来鼓励自己的孩子。说到父辈认识的一家人，父母都是普通的工人，在西部教育并不发达的地区，居然三个儿子都是研究生毕业，其中一个是博士，当时大家都嘘唏羡慕。一晃十余年过去了，这三个孩子都走上了管理岗位或者领导岗位，但并没有想象的高度和未来。想说的是：有的时候，并不是仅有智力就能走向人生的巅峰，还有家族骨子里赋予你的特质、师者的引导、智者的点拨，等等。有一句话说得好，就是"一脉相承"，无论血脉、师脉，等等，每一个人的今天都有家族的烙印和机缘的造就，但这些脉缘都是你自己无法选择的，不要忘记了你背后的这些缘，从某种程度上来说极大地影响了你的德与位，而"德不配位，必有灾祸"。所以，你只需要比你的父辈更有些成就就可以了，一般来说，太过了就不是道上的理了。其小则伤了自己，甚者则万劫不复。记住"人心惟危，道心惟微，惟精惟一，允执厥中"。欲望常常让我们忘记了做人的本分，悟出真经又是一件不容易的事，因此，遵从道义需要一生的探寻，持中圆融，方得始终。你如果成功了，感谢所有的缘和你自己；如果没有达到你认为的目标，则要原谅自己，因为现在的你就是最成功的你，不要难为自己，只要把现在的你做得最好就可以了，不可虚妄，也强求不得。

本来就是树叶，风起时才会翻飞，飞得高低和优美程度取决于叶子的属性和外力的强弱。看吧！这柿子树的叶子，在这个初冬的日子里，早已被风吹落得不知去向，只有黄澄澄的柿子高挂在枝头，独享寒风和阳光……

2017-11-10

慢慢悟

　　到了机场，依旧是值机取票，双肩背单肩背，去安检。我通常不喜欢去 T3 航站楼乘机，总是需要仔细看登机口，才能二选一地扫码过关。通常我会去试，第一次没有通过，那就一定是旁边的入口了，然后下去乘坐轻轨，国内乘客就在第一站下车，再踏上上行滚梯到楼上，就到了候机的地方了。

　　今天的机场并不拥挤，可能不是旅游旺季，往来的人似乎和我一样，简简单单的行李，安检快了很多。走在路上的感觉是轻快的，没有新的思考，也没有记忆的调出，满眼的空旷和满脑子的停顿，就像有一双有力的手把思绪的闸门紧紧地摁住，不让任何"思虫"挤出来……这是多么幸福的时光扭转，脚步将从北向南，随之思维的内涵转换，带来短暂的留白，弥足珍贵。一切都可以浮光掠影。很巧，在距离我两米左右的前方，有四五个乘务员，一定是国外航空公司的工作人员，高挑的个子，身着深蓝色呢子大衣，衣角在步履生风中撩起，很有派。有位男士可能是机长，发型很绅士，多了份沉稳和信任感，不像现在不少年轻人的"鸡冠子"发型，虽有朝气，却略显轻狂和浅薄。我跟在他们的身后，美美地欣赏他们那高挑而俊秀的体态和大方优雅的行姿，嗅着他们身上散发出来的香水

196

味，还有他们用母语微风和煦般地交流……突然，他们发出一阵非常爽朗的笑声，笑得那么彻底和激荡，令人深受感染。笑声挑动了空气，但除了他们的头相视顾盼和黄褐色发丝晃动飘逸之外，他们行走的身姿始终保持着笔直而流畅。时而在想：真是一方水土一方人，他们在异国他乡也能有偶尔的放纵，遵从内心，大笑喧哗，再走入机舱，回归到安静平和的工作氛围里。

候机厅里空荡荡的，墙体上巨幅的广告牌还是很惊艳的，只是对于普通职业者而言，就是一幅装饰画。同样，候机厅中央的星巴克没有了客人光顾也就没有飘出咖啡清苦的味道，路过会瞧瞧，因为对于自带咖啡的我而言，只是去释放一下对咖啡杯子的喜欢和青睐。是的！每个人都有自己的天空，无论你再用心，入不了心的东西，都只是长途路上的风景而已。

4号是本次的登机口。在3号登机口旁的候车椅上顺势坐下，只我一人，很是惬意。透过候机室的玻璃墙，静静地看着空旷寂寥的机场，待飞或是落地的飞机没有几架，或许不同的航站楼有不同的流量规律吧，很少见到这样的光景。窗外是安静的，在不是很冷的冬天里，没有风，便有些轻度的雾尘，远处的树林好像被灰土漂染了一样，乌涂涂的，树叶灰黄，没有了往日的精神和灵气。又想起办公室窗外的柿子，高高地悬挂在枝头，尽管在风中摇曳，却无法挣脱树的束缚，每天阳光斜照时，都有几只喜鹊叽叽喳喳地光顾，即便寒风犀利，也有一番藏不住的生机，让人喜在心头。偌大的候机厅里，一个人似乎显得渺小和孤单，隔着空气的亲吻仿佛一直在触摸着似有似无的物质世界。"日暮苍山远，天寒白屋贫；柴门闻犬吠，风雪夜归人"。一个人的朝圣只是救赎了自己，只有融入了周围的冷暖，敞开胸怀，与同道者同理同行，荣辱与共，才能同频共振，驰骋未来。要接纳所有的不足和满意，所谓天乾地坤，包罗万象，但须中有人和，方能万事亨通……走出安静，登机！向南面，风和日丽，须缓行，急则多汗；向北方，寒风彻骨，得快跑，缓则生疾……凡事哪有捷径可走。

慢慢悟……

2017-11-19

并不"遥远"的好朋友

昨天降温了，一天没有太阳，屋里似乎更冷。体会到南方没有暖气的冬天的滋味，便想到北方屋里的暖和。还好夜晚盖着被子后，除了露在外边的脑袋，体感不是很冷。早晨天亮了，拉开窗帘，哟，窗台的玻璃上结了一层哈气呢，忍不住伸手按了两个手印，写了个"滇"字，还真是有意思。水滴从"滇"字下半部的几个点的笔画上流了下来，仿佛形成"川"字形的分支，有了地图一般的寓意。更好奇人有如此的生命力，独自一人一宿就发出了如此之多温和的能量，能让窗户聚集起一层洁净的水汽，这要是在大西北，这层水汽便是美丽的窗花，纹理清晰，水晶般诱人。

一眼看见昨晚带回的那条白色的哈达。胸中畅然，不自主地微笑。昨天下班后去了"村"里，在天晚阴雨的天气里，民族村里没有了游客，一切都像凝固了一样，播放的音乐也是阴韵，让人内心得到平复。缓走向村长办公室的路上，却感觉七彩的各民族姐妹踏着欢笑不断擦肩而过，顿时那场《高原的呼唤》的舞美和旋律不断冲击心房。当然，昨天不是去观赏"村落"，而是要在"村长"朋友的办公室里喝茶聊天。

第一次见到村长是不久前作为陪同去游览了村子的村落，在村长的"导游"下，大家了解了不少西南各民族的文化和一些非物质文化遗产，有白族的银饰、纳西族的舞蹈、东巴的文字，等等，有了村长的介绍，那些静态的文化都变得清新而生动，便有了再次专程拜访村长的想法。听者津津有味，说者口若悬河，恰有种"半生蓬首黄卷里，不如略款习凿齿"的畅快。谈到村里藏传佛教寺里的"十二因缘、六道轮回"图和唐卡工艺，村长送了我这条活佛赠送的洁白的哈达，我当然如获珍宝。

白色的哈达象征着纯洁吉利，清新永恒。仔细欣赏，哈达的图案是腾龙八图，腾龙气宇轩昂，圆形的八图上花草岩石诸物契合，二者一动一静，一天一地，浮游神圣，令人充满敬畏。是啊，西南是一片广阔而神秘的大地，茶马古道文化无须雕琢，文脉开发不尽；茶马古道走廊绵延崎岖，自然风光无限，观奇和享幽同在，雄伟和优雅并汇。几年前，曾经去过香格里拉，在那消失的地平线上，总有古老而神秘的力量，源源不断地来自远方，总有古老而坚定的信念，久久锁定在藏民的心上。我们来自于自然，终究还是要回归自然，生生灭灭，无限循环……村子只是西南文化荟萃的一个不大的展示平台，但可见不少文化记忆，那些文化的基因也如我们人类自身的 DNA，螺旋婉转，迂回变迁，根不变，脉永恒。

欣赏村长和与村长一样的智者，正是他们对文化传承的不懈坚守和朴素的情怀，带给了很多人坚持的力量，不管从事什么职业，文化的美都会带给我们内心最深层次的鼓励和对未来生活的向往。

清冷早晨的寒意渐渐地从内心消散……

2017-11-24　于昆明

自由地绽放

北方的冬季，窗外一片萧条，到处弥漫着干燥的气息。室内也是一样，办公室里，中央空调的热风吹干了本来就很少的湿气，室内的绿植变得无精打采，叶子也有些蔫了，燥气令人鼻干不适，皮肤干痒，尤其在繁忙起来的日子里，有时还真引发些莫名的烦躁。

不知道从什么时候起，办公室偌大的办公桌上，东一摞材料，西一堆书，笔、U盘、水杯、护手霜、记录本……都横七竖八地躺在桌面上，还都伸展着相互交叉，真够乱的。瞥见窗户台上落灰了，再放眼其他部位，似乎也灰蒙蒙的，少了些许明亮，咖啡机有几日没有用了，也显得没有了"朝气"。总之，在一定的空间和时间里，即使是再酷爱整洁有序环境的人，似乎也需要调整自己，适应一度的邋遢，挤掉时间的水分，让步于眼下的节奏，这是必需的。有时候，学会容忍自己的懒惰，学会和现在的自己友好相处并不是坏事。

当然，还要学会偷着乐。你看，窗台上的这盆马蹄莲，在干燥寒冷的冬季，借着暖风悄悄地绽放。从花苞初萌到花瓣苏醒，仅用了一周的时间，脚步从容，不慌不忙，逆着花季，遵从内心，无拘无束，自由绽放。似乎还说着"独乐乐，与人乐乐，孰乐?"哈哈，我陪此花一起乐! 于是手下的键盘变得活跃起来，像舟舟弹奏钢琴的感觉; 把音乐打开，循环播放莎拉·布莱曼演唱的《斯卡布罗集市》，哇噻，天籁的声音和舒缓的旋律，顿时平复了那一丝丝的浮躁。放松心情后的课件构图也似乎清晰起来，不再关注时间，效率和品质便可在不经意中提升起来。此处的音乐是无形的，花却是灵动的。音乐还是那首音乐，而花不仅是花，还有另一种灵气传递出来，应该是生命的道蕴含其中。仿佛嗅到这盆毫无气味的花传递的沁人心脾的香气，花卉印在脑海里，心神安然不惧，闭上眼睛，似乎有艾烟袅袅升起，视观天气降，地气升，万物各循其道，贯穿通透，生生灭灭，起起落落，无不自在……怦然有一个画面映入眼前，厚朴学堂徐老师在给他的学生们讲课，"和于阴阳，法于术数"，刹那间有点顿悟，"大道至简"呀! 这是此花的境界，能唤醒你内心深处的原始的记忆，体悟生命的本质。

此处的空气是干燥的，花却是湿润的。回想起来，一直静默吐绿的此花，盆小普通，经常也会饱一顿、饥一顿，不受待见，或许是先天"脾胃"厚实，一次次饥渴，一次次坚持，一次次克服倦怠，方在冬季的温室里变成了不一样的自我，那么美丽的颜色，那么彻底地吐蕊。这就是此时此花教给我们的道理，生命远远不是活着这么简单。"生命，那是自然给人类去雕琢的宝石"(诺贝尔)，逐渐地、不断地超越后，一切美好就在自然的"雕琢"中呈现给身边的世界……

2017-12-01

哦，本色年华

只有当一段特殊的岁月结束时，满脑子的生动才突然明朗起来，它不需要具体的时间的痕迹和顺序，只有鲜活的人和事，就像一本立体的画卷，多维度地穿插和飘逸，让人情不自禁地抚摸和追忆……

15日似乎是个特别的日子。清晨的阳气并没有解除身体的困倦和疲劳，但山区里的鸡鸣叫早之声起伏，鼓动着生命里储存的各种能量，这一天又会在希望中呈现力量。这是最后一件必须要做的事，参加一项创建国家级中医药先进单位的迎检工作，并且满怀信心，因为红土地的矿产资源虽然枯竭了，但贫困县儿女们的脊梁仍然是直的。美丽的红土地养育的儿女们天生就有铜一般的硬度和坚持，你只要接触到那一种气度，就会撬动你内心深处的本色生命。人们常说"上赶的不是买卖"，但在那里，你会体会到上赶的不仅是买卖，而且能让你获得脱胎换骨的心灵蜕变。于是乎不是你去帮扶，而是你被救赎。

没有计划在那里吃午饭，不给自己创造明确的伤感，于是匆匆上路回城里。一路上，还是隐隐觉着有一丝丝的眷恋冲击内心的深处，但放眼车窗外，以前每次看到的悬挂在半山腰和山顶的村落变得像一簇簇美丽的蘑菇，点缀在群山墨绿之中。红土地慢慢地由近而远了，带着来滇授课的京城博士妹子一起离开了暖暖的东川。两个多小时的车程，进城已是午后，干脆带着博士妹子去吃了官渡古镇的非物质文化遗产，太惬意了，好吃啊，简直是价廉物美，一份套餐就吃出了"肉满肠肥"的满足感，吃相可能很不雅，但很本真，吃急了就有种用袖子擦嘴的冲动，哈哈。完成了所有的工作心愿后的心情啊，是那个轻松和自在呀，没得说。

下午，天气那个好啊，像是老天方寸拿捏有度，用暖洋洋的阳光送走那些忙碌的日子。在滇南的这些日子里，没有刻意浏览或涉足四周美丽的地方，只是心向往之，但有一处湿地是我去过并倾慕的地方……海东湿地，曾经有过两位同事过来几天帮助工作，我都是领他们到此一游，因为海东湿地是距离工作地点最近的湿地公园，那里步道清净，植被多样，比邻高速，又与滇池相连，投足可至，且景色迷人，似乎也是一处很有故事的地方。

真是"宁静而致远"。安静下来，才发现人生真的不长，不经意就已年过天命，正奔向耳顺之年。似乎总是在向往着"喂马、劈柴，周游世界"的日子，但一晃就数十载擦肩而过，本心还没有开始实现。看滇南这一汪池水哟，养育万物生灵，万物生灵又承载着天地之气，负阴而抱阳，变化万千，自然和谐，你能嗅出一股股带着清香的温润之气，沁人心脾。现在是海鸥游戏水面、欢歌起舞的季节。看着海鸥和一望无际的池水，居然发现此生只站在了美丽的边缘。这是我第三次来到这里，但每一次都有不同的体会。博士妹子在阳光下微笑着拍照和欣赏，似乎能在异地沐浴阳光、享受短暂的放松便是很知足了。我幸运有这段日子，能体验西南的风情，也感谢她们不时地到来，让我有机会一同分享大自然带来的快乐！走过一段路，必然认识一群人。有些可能分别久了就淡忘了，但总会有志趣投缘的人，或许无暇再饮茶说道，赏花问道，但缘生圆，缘生慧，好朋友会放在没走杂草的心灵深处。就像小朋友推荐的动画片《寻梦环游记》里说的一样：死亡并不可怕，遗忘才是最终的告别。不用挥手，静静地来，静静地走。忽然想起周三凌晨坐车从寒冷的张家口赶回北京的时候，当车辆驶入京城，便可见晨曦朦胧地托起一轮红日，随后如圆规刻画的一般，看到在冬日跃出地平线的太阳，火红火红的，充满了无限的生机和力量，似乎一切的本源就是在太阳的推动下，一往无前！这是我第一次看到这样的奇观，第一次体会一个红彤彤的热情，所以，要感谢这次的夜行。

哦，本色年华，无论大西南的四季春色，还是北方隆冬严寒下静眠的生灵，都是蜷缩在太阳的怀抱里，只是有的一直在不温不火地成长，有的在涵养厚积，为了期待再一次的勃勃生机。结果下来都是均衡的。

还原本色……

2017-12-17

2018 年的奇珍异宝

走着走着，到年尾了。大家说圣诞节到了，但这个盛节似乎从来与我无关，感觉就是另一个世纪的童话，或许个人不太适应过分的华丽和光亮，尤其是喧嚣和尖叫声太闹腾，但节日是一种提醒：正月见寅，太阳历的新年快到了。伏羲抬手举日，女娲举手捧月。孔、孟、庄、老才是我们的圣诞老人，因为他们的循齐敦敏，才让子孙后代知道了自己的血脉和文脉，知道我们的日子从来没有什么休止符，正如道法遵从阴阳五行，有天干地支；术理巡游，子午流注，循环无端。其实日子就是一天接着一天，只是每一天对落在心里的太阳的感觉都不一样而已。如若每一天都能在不经意中洞悉到内心本来就有的"奇珍异宝"，多一些对生命意义的养护，那就是德全无危了。

2017 连着 2018，如环无端。2018 因 2017 而更加不凡。2017 年我们播种的思想已经萌芽，以德润身，知致意诚、慎思明辨而笃行之。2018 年将进一步催生梦想的涟漪和固化坚定的信念；2017 年我们学会了文化怀疑和换位思考，中国梦终于有了本民族血统的根的力量，2018 年我们会在不断寻根中确立自己民族的精神家园……是哦，祖先们开宗明义，让我们在自强不息与厚德载物中历练和享受生命的真谛，在充满热爱和包容中追求生命的"真、善、美"。我们一边目睹着他人生如夏花之绚烂、死如秋叶之静美的卓越，一边静静地过着自己寻香问道、饮茶品友的和合人生，坦坦荡荡、虚怀若谷。

2017 连着 2018，如环无端。最近因为公事接触过一位有着现代范儿的科学家，风趣幽默，有爱因斯坦的外貌，但的确是地道的中华后裔，有些三个民族的血统，似乎是天赋的传承，把《道德经》在生命科学里运用得淋漓尽致，无比酣畅。他说他意外地发现"母系社会的回归"，因为光镜下的性染色体"X、Y"对比，前者又壮又长，而后者短小。我禁不住乐了，对他说：这并不奇怪，《黄帝内经》早都说了，"以母为基，以父为楯"，母亲的遗传特征是最重要的基础，这就是命，现代科学技术只是进一步确证而已。哈哈，可见母亲对家族的未来是多么的重要。"推动摇摇篮的手也是推动世界的手",优秀的母亲不一定才华横溢、家财万贯,而是有良好的家风传习和健康向上的高尚情怀,那才是给孩子最好的教养。

2017 连着 2018,如环无端。2017 年已深知天命,2018 年最想对自己说的就是:我还可以向往优秀,但不需要卓越。作为女性,要觉醒自己生命的本质,保持女人的本色。做有情感的女人,始终可以用恋爱一般的感情,去呵护亲情和享受温暖。因为只有女性沐浴了上天最优厚的恩泽,能像大地一样孕育万物般生儿育女,体会血脉情深,所以做本色女性,回归自然属性便是本分,你可以不做惊天动地的事业女神,谁都无可厚非;作为女性,要做有温度的人,就像大地承载阳光雨露,温养草木丘林,无论你在哪里,都可以与花相伴,都要带给这世界以阴柔之美,去和谐你的同事和你的朋友,并从中体会做女性的美感和优越;作为女性,要做有尺度、有自尊的女人,不必因急功近利偏离了自然之道,更不用为难自己,要温柔地持有自己的品格,没有人会指责你应该超越自己,为出人头地而追求极致;作为女性,要懂得涵养生命,除了子时入睡,卯时醒,养好身体,更需要活出境界,让灵魂深刻觉醒,所以你必须学会读书和研习,要有一技之长,才会拥有愉悦的精神和与社会交往的能力,方可给你的孩子和亲人创造最有序的生活,这就是一位女性应该做的家庭和社会的责任。这就是我们祖辈刻在我们基因里的"奇珍异宝",悟之省之幸之……

2017 连着 2018,如环无端。让我们用微笑点缀过去的凄凉,用快乐包装一切的过往,将岁月装订成册,把折痕刻在心上,等到明日晨曦初现。2018，我们继续远航，祝福祖国，祈祷未来……

2018-01-01

从感动中走过

　　丁酉年十月二十日，到了小寒节气，天气开始进入一年中最为寒冷的日子，但也是自然界阳气渐渐萌动的季节，所谓深冬已经到了，春天就不远了。感谢父母，感谢天地，我很多年前出生在这个日子，让我一直在顺应时节和充满希望中生活，即便曾经经历了一些不可回避的人生周折，但还是能在摇曳中和春天相遇……想想都很舒心。其实每一次的今天都是被感动唤醒，但每一次的感动都不是原点的重复，而是像 DNA 一样螺旋式交织和律动，信使 RNA 不断复制着希望和未来，我便在紧紧拥抱着的信赖和祈盼中体会幸福和感恩。它们都是那么自然地光临，毫无预判和设想，来自不同的方向。

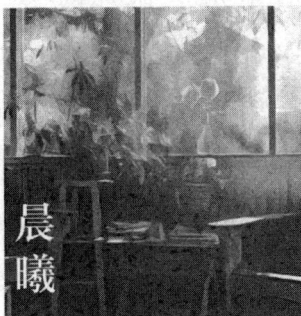

　　昨天我收到一份手账，来自公众号的一位读者，好像是一次论坛上，作为论坛讲者接受的他的微信。去年 1 月，我收到一本手账，是老北京的风物历，很漂亮，很长知识，我便经常带在身边，记录一些语录和思考，所以今年又收到设计和风格不一样但更精美的手账（花木集、古都之美），别提多开心，尤其是无意中与生日"撞

晨曦

🎞 **生日快乐！**

用快乐包装一切的过往，将岁月装订成册

微信号: 0610321us

207

车"，为我的内心增添了太多的喜悦，感动！

昨天我收到一份祝福，来自我的孩子。昨天晚上下班有点晚，有些疲惫，孩子一直在他的单位等我，要领我去吃生日饭。和孩子走在路上，孩子牵着我的手向前走，我似乎有些跟不上他的步子，侧脸抬脸看看孩子，嘿嘿，啥时候都长成大人了，握着妈妈手的那只手那么大，那么有力量，而且脸庞轮廓英朗、充满自信。忽然内心充满了幸福和自豪，当然也不免有种淡淡的悲伤，真是年龄不饶人，不知何时，我们已不再是领着孩子成长的年轻母亲，已经失去了永不回头的青春。但在那一刻，我知道，正是急匆匆一路至今的那些充满逻辑的、日积月累的生活痕迹，才让我享受到了今天的丰硕。前世修来的福分啊，感动！

今天我陆续收到美图或美语的祝福，来自亲人和朋友，姐姐和弟弟的祝福每年必至，亲情从不间断；朋友的祝福年年有，只是有新有旧，祝福的方式虽有不同，但都演绎着同样的情愫。但是今年不同的是，有两个朋友没有此方面的交集，却带来了意外的收获。一则是我在移动医疗圈子混时遇见的大咖，不知从什么渠道得到的信息，制作了生日贺卡。因为贺卡犹如中老年人生的写照，拨动了我的心弦，深深的紫红色似明似暗，混混沌沌，暗红色的盆花和花架如古如今，离离合合，还有窗外淡黄色的"青春"既在天边又在眼前，其实人生就是一张图，展开时画面生动鲜活，卷上了就是历史。另一则是一位晚辈，调离单位已有数年的青年才俊，一直没有见过面，繁忙的日子，我们很多人都犹如平行线一般，没有碰面的机会，只有内心的祝福，所以今天乍一收到来自于他的一句普通的祝福，也足以滋生愉悦，感动！

所以，我要认真仔细地消化这些幸福的感动。尽管已经过了贪吃甜食的年龄，但今天必须放开，虽然可能会影响身体，但愉快了心神，两者相抵，身心平衡健康！一杯咖啡，一块蛋糕，几颗红彤彤的草莓，作为我真心的感谢和深深的祝福，同在蓝天下，共享生活美；生逢好时代，共圆中国梦！

我从感动中走过今天……

2018-01-06

一百篇

小朋友"星"告诉我：公众号里发的小文章再有一篇就一百篇了，也就是加上这篇。我是个对数字不敏感的人，所以对一些细节也不会太在意，或许是因为心里和心外都有不少的朋友在帮我关注很多事，也就懒惰了我的身心，懵懵懂懂地一路走着，一路随性……

记得一位读者留言说，写文章可以自我疗愈，我觉得很贴切，因为写在纸上的东西都是已经刻在心里的认同。虽然我记不清每一篇写的是什么，但都一定是那个时刻或深或浅的感触和认知，是心灵的小溪缓缓的流淌，这溪水遇到花草就和着她们清新的气息快乐地歌唱，遇到疾风就翻卷着浪花极速地躲闪让过，遇见洁净的青石就环绕着驻足攀谈，遇到畅游的鱼儿就搭讪着相伴而行……所以，写虽然无须分文，但却是属于自己的最廉价的奢侈品。写出来的，可以和朋友们分享，就省去了不少直面交流的时间，也回避了直面交锋的尴尬，筛出了圈子，提高了效率，并在写的过程中不断反思、不断醒悟，缓释了疲惫，疏解了情绪，安抚了自己，温暖了屏幕……

"一百篇"并不能代表什么。从开始写到后来在公众号里写，都没有篇数的概念，只是觉得想写就写，不想写就不写。大概是习惯养成了，时不时就会情不自禁地写起来，或许这也和电脑"海洛因"一样，是另一种依赖和上瘾；也可能是因为不想用说的方式表达，写会更加便利和随意，尽管活跃了屏幕，孤独了自己。一直用这部很旧的手机去写，虽然屏幕已经摔裂了，还是舍不得换，似乎一换屏幕思想就枯竭了，写不出来了，哈哈，还真是奇怪了。所以，如果有一天真想戒这"瘾"，或许只能是这部手机不在了或者是坏了，就会在到达某个篇数后停下来，那就是该停笔的时候了……

"一百篇"来得很快，大概是不经流年。尤其是生活在这样一个忆古追今的时段，已经不用具体的数字来表达今天的日新月异。互联网思维似乎已经脱离了逻辑的束缚，眼花缭乱的图幅在脑海里穿梭，如太虚一般，迷彩的河汉星辰和静默的北斗天际，既动若脱兔，又静若处子。在这般永恒易化的时空中，有无数的生命聚散离合，所以"一百"只是一个瞬间、一个点。"一百篇"只是"身动神静"时的一些浅显的感悟。不过它给予我一点一点的坚强和自信。因为每个人透过生活都能走入生命，并在浓缩生命精华的过程中体验遗憾和波澜，同时把这些体验转变成能量和思想。我用文字的方式留下痕迹，只是为了思考和前行。

"一百篇"其实很容易，生活总是在向前行的。生命总是在不断地否定之否定中得到升华，走向越来越高的境界。只要努力去挖掘内心深处的那份潜能和唤醒家族留给你的记忆，你将是幸福的，你的心也会随着你的觉醒而慢慢地超越一切伤害，获取思想的力量。有一天，当你笔下的画、字或文变得更加明朗和通透的时候，便是超越了自我，有了永生之感。

好快啊，年底了，大雪节气过了，又一段苦并快乐的经历就要结束了。看着窗外的枯藤老树，我已经开始期待来年的"面朝大海，春暖花开"。

2017-12-09

想去上班的单位

真是到了北方一年中最冷的季节，睡眠中的身体也和着气候的变化而同频共振。或许是到年龄了，或许是有些持续的疲劳，脑血管变得很敏感，所以清晨被头痛从睡眠中叫醒。于是，吃一片镇痛片，躺半小时后慢慢地起身洗漱，检查钥匙、钱包和手机"三必带"是否带齐，出门，去城乡结合部的一家直属机构完成既定工作。

不知道是不是快到"两节"了，一路畅通。坐在车上，虽然脑袋有些昏沉，但心情还是蛮好的，因为去基层能见到成长中的年轻管理者，体会他们开放的思维、工作的激情和团队的进步，就像一剂"良药"，让人变得轻松而充满正能量，再精神抖擞地投入新的工作，恢复快节奏，提高和谐度，感受脚步的轻盈和思路的清晰。

走进机构，见到和年轻的基层卫生事业一起进步、一起成长的年轻人。交谈顺利进行，我经常被新生代管理者身上洋溢的朝气所感染。"我告诉我们的职工，如果你早晨起来想上班，这就是好单位，不在于单位在城区还是农村，不在于机构规模和人团队的大小"，哈哈，真是标新立异，入耳入心。这位管理者的年龄是十年前我的年龄，那时的我还是气血方刚，对于带队伍、促发展的重要性也有着比较高的追求，但相比之下，方式和思维还是比较古板，还没有总结出这样通俗易懂的表达方式，真是后生可畏，这便是少壮派基层一把手的代表。让人欣慰、羡慕，毫无嫉妒，充满希望……

随着新时代、新气象、新征程的开启，欣喜地感受着我们这个社会主流价值观的逐渐回归。基层卫生机构可谓百花齐放，在各自的平台上创造特色文化阵地，吸引员工崇尚简洁高尚的生活方式，涵养积极利他的行为模式，释放潜藏欲试的聪明才智，建立和谐温暖的工作团队。我们幸运地看到：这一代管理者能吃苦，善表率；高学历，善思考。或许是七十、八十年代的"年轻人"，经历了时代变革的实践锻造，又在上老下小的生活压力中感悟到什么是最珍贵的东西，所以那些过度追求社会堆积物的焦虑得到释放，思想精神的追求不断升华。"人民有信仰，民族有希望，国家有力量"。

让职工想去上班的单位就是好单位……

2018-01-10

那才是你哦

有空就读读《黄帝内经》，很多时候想记住那些精辟的经文，希望在理解的基础上能信口拈来，一方面证明自己的潜力，记忆力还是不减当年；另一方面把好东西传播给更多的人，让大家都懂得涵养生命。可是忙忙碌碌的日子总有不尽人意的地方，碎片化的时间对于阅读经典来说就是一种奢侈，哈哈，因为总是徘徊着那几句，还没连上下面的几句，就又放下了。还是读徐文兵老师的解读比较轻松，也过瘾。

在大师的点拨下读书，就变得容易很多，而且大师们古今圆融、深入浅出的哲理智慧，会让你迫不及待地沿着浮出水面的冰山去探寻更深的海底世界。今天偶然翻到"天年"这篇文章的问答："魂魄毕具，如果缺一两个魂魄，就要赶紧去修身，神不在的时候，鬼就进来了。"是啊，有的时候，我们会失神，面对眼前的纷乱和诱惑，会把真正的自己丢了，甚至丢了很长时间，以至于自己变成了另一个人，生活在一个纠结和焦虑的世界里。或许有的人会在某一天幡然醒悟，呀，这不是我，原来的我满眼看到的是美丽的花朵争奇斗艳，满耳回响的是美妙的音乐轻触心弦，那个我既能在善良和真诚的交往中感恩和拥抱世界，也能在追求理想的道路上因利他而愉悦地接受苦难和战胜自我。现在的纠结是我们自己的心智模式改变了，需要调整了。中国人应该有自己的心智模式。

格局和人品决定了我们生命的质量。生命质量的内涵是丰富的，真、善、美是没有极致的，它是我们一生的追求。只有明理致知才能造就"修、齐、治、平"的胸怀。好的心智模式决定正确的行为方式。当今迭代的只是技术和经济，我们即使走得再快，也不能把灵魂丢在后面太远。就像一名中医医生的治疗模式，患者来了，若能食疗则食疗，然后才有导引，再有针灸等非药物疗法，最后才是用药去平衡阴阳。身体就像一片森林，不能因为森林里有零星的枯枝树叶而毁掉整片森林，而是要启动人体自我修复的本能固本扶正，祛除病气，达到身心修复、精神自愈，这就是我们医者应该做的。作为一名医生，当你看到的不是病，而是病患，你才是走心的好医生。

当然谁都有"走丢"的时候，不要紧，关键是不要忘记静下来回首把自己找回来。感觉教训就是一件好事，因为"教训会在你最意想不到或者最不想要的时候到来"，会帮助你纠正偏差，体悟什么是知行合一。有的时候，教训还会告诉你一个深刻的道理："永远不要想去叫醒一个装睡的人。"因为性格好坏和人品好坏是两回事。因此，只要你不要丢掉某些"魂魄"，定力还在，就能辨别，就不会做"无脑放生"的人（因施小善而造成大恶的后果）。把"魂魄"都找回来吧，它们就在你的口袋里。大千世界，芸芸众生，千转百折，生生不息，在自己眼里最大的也不过是浩瀚银河中的一枚"逗号"，普通人家，除了生死，没有大事，不能向外要的太多，只需要强大内在即可，哈哈……

人生也像开车，刹车和加油是必需的，制动装置也是必需的，三者都必须有，车子才能安全行驶。车子磨合越久就越有生命感，也被赋予了艺术的魅力。所以，本来的你要的就很简单，造就和谐平衡就好了，哈哈，大寒节气了，春天就快到了。

2018-01-21

嘿，小家伙

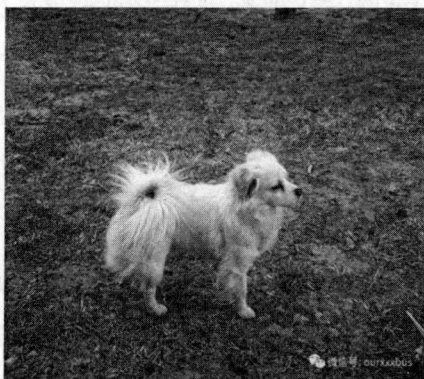

"嘿，小家伙，又去哪玩？"它瞄瞄我，有点不屑一顾的平淡，但还是跟着我走到岔路口，然后扬长而去。"小家伙"是同一层楼里邻居家的小狗，只是模样太一般了，白色和灰黄色的毛发长短不一，体积不大不小，典型的柴狗。如果不是知道它是有主的，在外边一定会被看成是条流浪狗。开始我并没有注意到"小家伙"的存在，是有一次上班出门，它跟着主人出门，才知道它是同一个楼道的邻居家的宠物，随后自然和它亲切了不少。但"小家伙"和我以前知道的宠物狗不一样，邻居老人和蔼并愉快地告诉我，小狗经常是早晚自己出门，自己遛自己，不论春夏秋冬。

215

"小家伙"太聪明了，可能知道我是邻居，经常在楼门口遇见时，会故作骄傲地用眼角余光观察我一下。如果它玩完了，该回家，就会待在楼门口等待什么，后来我知道了，它是在决定回家的方式。所以每次我都对它说，"小家伙，走吧，回家啦"，它就很乖地看着我用门禁打开楼道门，然后跟着我到电梯口。刚开始，它不进电梯，必须是我先进它才进入，简直是太聪明了，它一定是怕我不跟进电梯，它不能在它家的楼层里下来，哈哈，我心里对它说：你怎么就没看出我是个厚道人呢？得道多了，才会厚道，我不会骗人的，更何况是小动物呢，哈哈……聪明的小家伙。后来见面次数多了，它就会迫不及待地先进电梯，随我上楼啦。出了电梯，小家伙就和我分道扬镳，向东向西，各走一边，每次我都看着它到了自家门口，汪汪叫两声，如果没人开门，就再大声叫几声，于是家里的老人便开开门，它一溜烟就进去了，我也会开心地笑着进自己的家里，那种快乐能保持很久。

突然意识到狗的叫声本不该令人恐惧，那只是狗用来表达心声的方式。是啊，原来狗的叫声并不代表它有恶意，不必害怕呵。我一直有一个疑问，如果没有遇见家人和熟人，它是怎么回家的呢？一个偶然的机会让我有了答案。有一天，不经意在家门口听到它的叫声，由远而近，原来是"小家伙"边上楼梯边叫着，大概是告诉家人：我多厉害，自己爬楼梯回家了。哈哈，可爱的小家伙……

北京这几天特别的冷，家人说，比大西北都冷，大概是大西北的寒冷只是静静地由表及里，慢寒型，不像北京的冬天，是风夹着寒，寒风吹过，直接穿透身体，像是带走了身上所有的热气，穿多厚都挡不住。风性炎上，头都像要冻裂了一样，怪不得大家都喜欢带上帽子。今个一早出门去上班，走到楼门口，看见小家伙站在台阶上四处张望，可能是在想去哪里撒欢吧？于是便有了开始的对白。"小家伙"陪着我走了一段，到了岔路口，就一溜烟地跑进冬季里光秃秃的"绿地"里了。尽管急着上班，但我还是留恋地回头看看小家伙，没想到小家伙也远远地看着我，它傲然不动地站在突兀的石板小道上，昂首挺立。呀！小家伙在瑟瑟的寒风里是那么有骨感和质感，你瞧：刚毅的眼神和俊俏的眼眉，还有眼圈像是文了眼线一样，鼻梁高挑，和着在风中翻飘的长长的毛发，真让视线舍不得离开它。好帅呀！完美呈现出一只柴狗特有的倔强和坚持！这也是君子自强不息啊！每一种生灵都是在不断适应和克服困难中走完生活的旅程，都在被爱与爱的需要中寻求和谐和美好。创造身边的精彩，让关心关爱如阳光、雨露、音乐和歌声，伴随生命，鼓励精神，一切皆有可能。

2018-01-26

进 阶

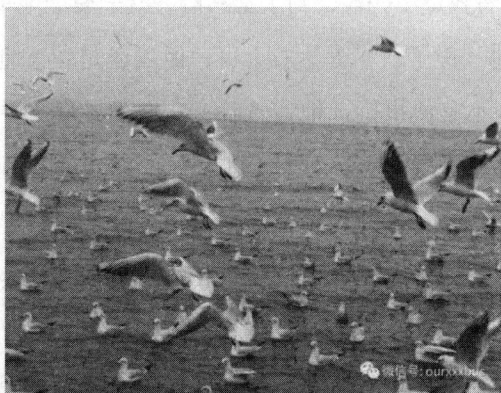

　　断断续续地在春城工作了半年多，都说前两天是昆明有史以来最冷的日子，我正好赶上了。路面稍有银装，薄薄的雪粒散漫在地上，只是经不住阳光一扫，就融化了，但对于滇南还是罕见的天气。正好去昆明办结一些大小不一的事情，虽然来回只有三天的时间，却领略了滇南的另一番景致。记得初到滇南是去年夏季芒种前两天，春城满目夏花翠绿，天空时而有雨时而晴，所以暖阳温润不燥，碧空蔚蓝洁净，白云无瑕舒缓，大地繁秀茂盛。春城虽说四季如春，但夏冬之极的气候还是有差别的，有的地方甚至大相径庭。

　　冬季的春城依然满眼有绿，但憔悴了许多，尤其是在海东湿地。一丛丛的池中芦苇已经枯败，散乱地折腰低头，池边低矮的草丛也泛了萎黄，水面不再是一波荡漾一波荷花摇曳，一汪汪水中的一片片浓郁的植被也安静了下来，不再是翘首争雄了。喜欢海东湿地的原因有二：一是去听湿地里植物生命的喃喃细语和池水窸窸窣窣地游戏；二是从滇池东岸看西山睡美人的身姿和池水与天际相连的浩渺。相遇夏、秋、冬，恰巧都到这片海东湿地走过一遭，每次不过半个多小时，以同样的心情去，还是有不同的感受。

海东湿地的夏如芳华正茂。那里的一切充满生机，没有例外。年轻人在伞下相挽依偎，憧憬未来，大大方方地享受青春的甜蜜；孩子跌跌撞撞地沿着步道小跑，萌态频频；老人会心地笑着，眼睛挤成了一条缝，生怕路人没有欣赏到他们的幸福天伦；还有和我一样的临时客，不停地感叹和好奇，还不时地用手指指点点，不仅是对巧夺天工的草木山水的全景赞叹，更多的还是对水中那些高低错落、枝叶各异、色彩斑斓和图案精致的花草更有一番留恋。夏季的阳光热烈，温煦了生命，绽放了极致的精彩。

海东湿地的秋若红枫殷实。那里的墨绿和那里的撒布，已经不需要剪枝修页，自然地稳定在自己的形态下，不求争奇斗艳，但愿果实累硕。荷叶的花或已经展开了，或已结了莲蓬，似乎在说我深埋在泥土里的莲藕已经可以收获了；浮萍也漂浮着与湖面相伴，似乎因落花惜春，还久久未遇流水，期待着无意的随缘；还有许多对年轻人在池边拍着婚纱照，洁白的婚纱在微风中飘逸，的确是幸福在秋天修成了正果。秋季的风是凉爽的，春城秋天的阳光还是比较热情的，挽留住许许多多的梦想。像北方枫叶一般的殷切，展示成就和走向落幕。

海东湿地的冬似涅槃重生。那里应该凋零的外显都将生命涵养入池水下的土壤中。一派萧条下的冷清静默沉寂，犹如忠信无言般品质高洁。的确，冬季的湿地景色与夏秋反差很大，其实也出乎我的预料，带给我新的思考。南方的冷是一种湿冷，尤其是走在滇池边上的时候，寒气似乎因湿气凝重了许多。还是想从东岸再看一眼西边的睡美人，当接近那一处风景时，我收获了永恒。一群约近百只的红嘴鸥有的高唱着、翻飞着翱翔在水面之上，有的浮游在水面，休闲地优哉游哉。那些翻飞的舞蹈动作充满着力量和骄傲，那些浮游的神态洋溢着胜利的喜悦。据朋友说，红嘴鸥从西伯利亚寒冷的地方飞几千公里来此过冬，有的年老或者虚弱的没能飞到此地便死去了，所以，能来到美丽滇池的都是健壮而坚强的红嘴鸥，而且每一年的到来，都是一次生命里的久别重逢。难怪冬季总是伴随着春天的微阳度过的，冬眠无声，但韬光养晦，待又一个春天的到来，所有的花草树木便在水中根深稳健，生命得到升华，犹如涅槃重生！

"事了拂衣去，深藏功与名；江山万里外，乾坤一杯中"，一位兄长是这样告诉我的。所以，要问自己的本心，凡道要不离本体，此方为上。喝一杯烈酒，把朋友铭记心里；望一眼美好山河，将底片印在眼底；忆一段经历，让怀念涵养慈悲。

深度疲倦后的远眺，内心一片平静；续、续、续……

2018-02-04　于昆明

春天种土豆

　　我有三个特殊的土豆，都是和鹅蛋差不多大小的，浅红色的皮，表面光滑，那是早在去年九月份在东川红土地里挑拣的。当地的朋友告诉我，红土地的土豆随便放到花盆里，就能生出很多的土豆，会把花盆撑得满满的。所以便把这三个土豆带了回来，放了几个月，便发了芽，表皮有些皱褶了，身体也少了水分，但依然是土豆，经历了时间的考验，变成了具有生命力的种子。

　　是啊，眼看着春天一步步走来，北方的阳光温和了大地，温润着树木，我用小刀把小土豆切成几块，放进了花盆里，用土埋好。明天就是雨水的节气了，我希望提前在家里孕育，等到了惊蛰就能看到土豆秧子破土露头，并随着气候的转暖，和室外的植物一起成长。

　　我种土豆，实为土豆种我。我把希望种了进去，但最终是土豆会告诉我希望能否成真。花盆里原来有一些似已贫瘠的土，我把土豆埋进去后，又填了一半的营养土，只是随性而为之。但南国土豆北方养，不知道会不会有水土不服？只有秋天这红土豆来告诉我了。其实凡事都是这个道理，都讲求一个合适，但合适的背后却有你需要习得的度。在这三枚土豆的生命里，我需要掌握的度有时机、土壤、水湿、养护等不同的方面，而我又知道多少呢？所以，没有潜心学习问道的积累，只是一时动情动念的行为，其希望似乎也变成了试试运气而已。

世间万物，何不如此？那些几千年不朽的经典、几百年不倒的古塔，哪个不是智慧圣贤背后的德行使然，那些急功近利、拔苗助长之后的繁华虚名只会因根基肤浅而昙花一现。是君子虽做不到"立功、立德、立言"的境界，但对待事物规律的恭敬和因势利导是必要的，犹如对于做事做人的定力更应当从细从小入手，你的未来实际上是细微之处见真灼、举手投足见气量。

二月中旬，就快到除夕的前两天，参加了一次在平行堂中医诊所举行的"为国医大师写春联、送万福"的慰问活动。几位国家级书法大家挥毫泼墨，提顿之间，动静相宜，春联和福字不断接龙地送到大家手上，丝毫没有差池。书法家说：书画和中医是中华传统文化最具有代表性、最根本的表现形式。而中医大家说：中医的基本理论是阴阳五行学说，是中国唯一的本土传统文化道家学术思想的一脉相承。书法家讲到书法提笔为阳、留白为阴，字划和空白处必须合适，则字幅才会整体协调。我想绘画也是：画里有山必有水，不显水处必有树，以水涵木有寓意，天地山河便为一。字里留白，人生留白。

十年磨一剑。大家们若不是日日潜心研习、不断觉悟真经，何能如此恬淡虚无，动静圆融。有位国医大师已经 96 岁了，除了有些耳背，其面色红润光泽，表情慈祥平静，举止恭敬得当，语言亲切柔和，这才是真正的健康，这或许就是我现在能浅释的生命质量。得到真性情，则坦坦荡荡，修身养性，向生而来，并以得从容而去。

不是人写字画，而是字画写人。千古之作品，源于志存高远之心性，接纳得了人生的喜悦，也包容得了人生的缺憾，一撇一捺，融尽生命的体验。

希望土豆能发芽成活，但希望总是始于足下，不行明年可以继续。

2018-02-18

走 心

年前的时候，有一天中午，老闺蜜四人想一起吃个便饭，找了附近几个小餐馆都已关门了，大概是小饭店的伙计多是外地的，提前歇业回家过年去了。只有老北京的一家还开着张，于是乎也就没有选择的余地了，不过老北京的饭菜也够"局器"，当然，重要的不在于吃什么，关键是和谁吃。

哈哈，好的厨艺需要走心。简单点几样，但是明显感到服务员已经心不在焉了，饭菜也是温的，有的菜品吃起来居然外热内凉，哈哈，不走心的饭菜就没有人气了。

好的交流需要走心。记得老闺蜜曾推荐一部连续剧《我爱的她们》，宋丹丹主演。或许是因为我们这些一起走过来十几年的好朋友不离不弃的感触吧，这部片子描述的正是50多岁我们这个年龄的喜怒哀乐，都是今后可以遇见的对号入座的现实问题，尤其老年健康养老的社会问题。因为没有大块的时间看完此剧，所以只是快速浏览了一遍。但有一个场面，让我泪雨磅礴。闺蜜中的一位得了肺癌，不愿意让孩子知道，但孩子从医生那里得到了消息，便带着母亲去做豪华SPA，住在宾馆的夜晚，母女幸福地回忆着过去的好时光。

其间，母亲对女儿说："我今天特别幸福，因为你今天和我说话没看手机，说明你是用心陪妈妈。"这句话非常撼动人心。是啊，手机时下已经是我们生活的必需品，更多的人已经离不开手机，但是手机也离间了我们，让我们许多亲人、朋友、上下级、同事等等，在不知不觉中有了心的距离。

要控制好影响走心的事。记得在孩子小的时候，也就是 20 年前，不少孩子沉溺于网络游戏，我们称之为"游戏海洛因"，那些孩子在游戏中追求成功和愉悦，以至于不愿意和社会交往，一旦离开游戏就会又不自主地焦虑和烦躁，学习和做事不走心，其实这是多可怕的事情。我想说的是，手机极大地方便了人们的交流、生活和工作，但也是一把"双刃剑"。我不敢说也有"手机海洛因"现象，但因为对手机的依赖，干扰了我们的工作和人际交往，至少让我们觉着常常不够专心。

要减少对走心的干扰。有的时候，上司在听下属汇报工作或交流思想时，常常被手机中断，于是上司不走心的聆听让下属感到被轻视，不受重视，甚至不受尊重，于是失去了继续交流的兴趣，真实想法的表达也打了折扣。同理，开会因浏览手机而没有全面领会会议精神的情况也颇为常见，效果自然不言而喻了。手机让我们在不少的场合下，让主题受到干扰而不走心了。

不走心的饭菜吃不出真正的味道，不走心的交流听不出心的声音，不走心的喜欢交流起不到真心的关爱……走心才能聚神，走心也是一种情怀。

2018-02-18

春思游

上午不经意地得知我种的盆栽土豆出苗了，禁不住地一阵子狂喜。还真是！虽然只是在花盆的一侧出了两株幼苗，而且幼苗短粗，绿中带着朱红，有些土气，但这是红土豆的苗呀，皱缩的小土豆可是坐着飞机来到京城的，能够异地生长，太吸引眼球了。今天的快乐便从土豆苗开始。

午后的阳光裹着春风，但几乎没有了寒意，带着对土豆苗的欢喜，去公园走走，看看公园里春天萌动的光景，当然，最重要的是活动僵直疼痛的腰。走进公园，草木还依然枯灰，但枝条已经开始柔韧，春风吹摇着一切的生灵，像是帮它们脱去冬天的棉衣，换上美丽繁秀的新装。三三两两的散步游园的人分散在不同的方位，公园的一些运动项目也开始准备启动了，生机初现，随喜！

春天风木，筋骨喜条达，和树木一样，也是躯体舒展拉伸的好时节。已有三个月左右下来的腰疾，虽无大碍，但还是颇有些影响生活质量。这筋骨的毛病吃药是最不济的治疗方法，还是传统医学的非药物治疗更常用一些。只是虽经推拿按摩大师的过招，症去大半，还是没有好彻底，暗思量，莫不是今后的日子一直要弯腰障碍？绝不行！医术尽，可医道使然。于是乎"九折肱成良医"，自拟治疗方案：用瑜伽树式自我牵引，用小步慢跑和中步扭腰调整腰骶椎关节的关系，配合康复师提出的反向伸展和正向弯腰的慢运动，尤其是和着春天肝气升发，肝木主筋，正是康复筋骨的好时节，果然有效，哈哈，小聪明发挥了不小的作用。随意！沿着步道，一路慢跑或快走，一路欣赏。迎面碰到一对父子跑步，孩子七八岁的样子，是个小胖墩，在父亲的领跑下，满脸通红，透着汗，咬牙追随着，似有些筋疲力尽了，但一年之计在于春，春天就是个一往无前的助推器，开好头，小胖墩就能减肥成功，随手拍了他们的背影。继续向前慢跑，右侧的树木间有位 15 岁左右女孩，正在做侧翻跟头，多有力量的年纪，哈哈，想当年，我比她翻得地道。再往前，左侧的儿童攀岩项目已经开张了，一个四五岁的男孩正在安全装备的保护下，在树间搭起的吊栏上进行拓展训练，孩子的父母在树下喊着："宝贝，真棒！"很羡慕，想当年，我独自一人也能爬树如猴，上下穿梭，毫不费力，时而摔着了，也只是自己揉揉，继续玩得尽兴。随忆！

沿着步道，一路慢跑或快走，继续一路欣赏。哇！碰到了六位70 岁左右的老人，有男有女。他们在拐弯处的岔路口开心地聊着，只听他们中的一位说：我们也开唱吧，你就唱帕瓦罗蒂的《我的太阳》……忽然想，如果其中有 70 岁的我，那他们一定是我身边的几个闺蜜或知己，我们不一定要歌唱，但一定要一起散步看世界。所以，今后我愿我生命里的人们要珍惜友谊和情感，要相互信任和关照生命，并一起快乐地走下去。快要走到步道一圈的时候，有三位80 岁或者 90 岁左右的老人，她们的步履有些蹒跚了，头上还戴着帽子，依然是冬天厚实的衣着，稀少的华发在帽檐下飘散着，皮肤略显粗糙和松弛，脸上深刻的皱纹和老年斑掩盖了她们往日的风华。如果其中有 80 多岁的我，当然，假如我能走到这般年岁，我在世人的眼中也俨然是一位需要呵护的弱者，那时接近 90 岁的我，或许早已经患了阿尔茨海默病，走在越来越虚弱的生命里，根本就来不到这春天的公园里。随缘！

还是沿着步道，一路慢跑或快走，一边思考着。60 岁以前的我是幸福的，虽然偶尔能这样在公园里慢跑，还带着潜意识里许多即将到来的工作和压力，但我还能怀揣着梦想并付诸实践。60 岁以后，就只有朝阳群众的身份了，那我除了继续读书和喝咖啡外，还要继续和我的朋友们做公益，要用我们自己的专业帮助身边的人们活得健康快乐。另外，还要做一件大事，就是要过瘾地玩游戏和斗地主，弥补 60 岁前没有来得及玩的喜好，还可以防治或延缓阿尔茨海默病的到来。所以，从现在开始，我需要和身边一起走过十年以上的好朋友们共同营造我们的情意，伸出手掌缘分线，互相纠缠，一起抱团养命，并相互鼓励着继续加强认知、审美、自我实现和超越，一起不忙不慌地向前走；要从现在起，更加避免"贵木贱心"的价值取向，继续修身养性，内外兼修，让生命之树长青，哈哈。随机！

还是说说我的土豆苗吧！记得高中学的文言文《种树郭橐驼传》，其言："凡植木之性，其本欲舒，其培欲平，其土欲故，其筑欲密。既然已，勿动勿虑，去不复顾。其莳也若子，其置也若弃，则其天者全而其性得矣。"所以，育苗如育人，均遵从本性。喜也好，痛也罢，都是心体验。

愿土豆苗顺利结出红土豆哈！

2018-02-25

天堂鸟

我有一只"天堂鸟"，是已经退休的老书记在位时去非洲考察回来给我的礼物。拿到礼物时候的心情一直保鲜到现在。这只"天堂鸟"个子不大，20多厘米的高度，底座和鸟是同质的木材，虽然不懂得樟木、檀木、楠木等各类木材有什么区别和特点，但我知道这只"鸟"的木质一定是很好的，因为本以为从热带带来的木制品在干燥的北京会开裂，但已过去八九年了，这只"鸟"依旧仰头向天，木质表面光滑、纹理清晰、棕黄色中、内实外紧。一直以来，我一直把它放在办公室的书柜里，虽然不走心的时候，会视而不见，但每逢需要踱步、徘徊时，总会凝视它直视星空的眼神和姿态，努力、主动、渴望和向往，却也坚持、执着、坦然和淡定，真是要给人、给物以机缘。

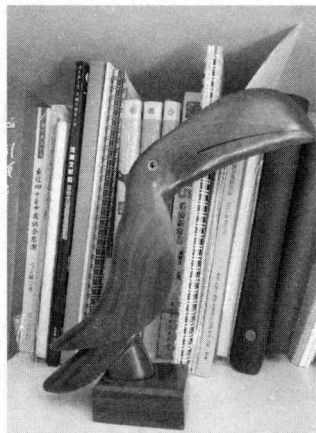

似乎是洛克菲勒的一句话：人生就是一面镜子，你的内心是什么样就会有什么样的人生。"天堂鸟"的雕刻者，有着从内到外的一致，所以机缘辗转到我这里便有了永生的感觉。好的木材、注重品质的匠人和有着丰富内在的长者，便有了"天堂鸟"至今依然如初的意义。并不知道是多少钱买的，但把它带回来并且一直安好，这原本就超出了它本身的价值——"用我的仰面素颜把你的双眸引向遥远的星空"。机缘来自于你自己内心的需求。

"What is most important is invisible……be good for the heart"，这是《The Little Prince》里小王子的独白。用心看见的东西才是自己的。这些年来，智者们都不同程度地意识到：在不同的人眼里，对于某一事物或者某一人的看法和反映都不需要产生喜悦或愤怒的情绪，只是视野不同，存在而已，只需要不以物喜、不以己悲便是了。看见了，草木瓦石皆有良知，知性会让所有的事物因缘而随性随行，就好像"量子纠缠"一般，法无定法，物以类聚，人以群分。就像有人问于丹老师儒家和道家有什么区别，她一定津津乐道；但如果问她孔丘和孔子有什么区别，那肯定就会不屑一顾了。在你眼中的"天堂鸟"很珍贵，在他人的眼中或许只是一尊摆饰而已。什么样的价值观就有什么样的机缘。

要做自己的心灵导师，用正能量强大自己的内心。记得小时候，我好斗好胜，经常被状告父母，所以也有被母亲痛打的时候，父亲从来都是"君子动口不动手"，我总有向父亲辩解自己无辜的机会，但没有得到过多少同情，记得最深的就是父亲教育我"唾面自干"的道理，就像我第一次见到生机勃勃的"天堂鸟"，只觉得很新颖，有说道，但并没有体会到自我超越的重要性。还真是阳明先生说得极是，知行合一，致良知，需要在正确价值观的引导下，在事中磨砺，方能视人生所遇之无知与低俗、自负而暴躁无动于衷。学会在逆境中韬光养晦，读书修心，不断蓄积正能量；在顺境中知耻知止，动静相宜，择机顺势而为。就像"天堂鸟"一样，志向可以高远，但内心必须谦卑。好的机缘首先是要塑造与之相匹配的原动力。

前几天三八妇女节的时候，很想写点心里话，但实在是没有工夫。当时最想说的就是：人以工作而高贵，女人更要以工作和学习获得尊严，当然不管你是追求凡人的幸福，还是禅宗的智慧。过去你可能认为修心的方式是静坐和冥想，其实真正的修炼是在平时的生活和工作中。经常要告诫自己：遵从本心的为善是不需要理由的，该做就做了，就是幸福和自在，就能带来和自己内心的和谐，就能包容痛苦和接受逆境。就像这"天堂鸟"因为品质源于真，所以虽多年沐浴阳光照射和受到异地的寒暑燥火的抚摸，但内外始终如一。当然，这也是我与"天堂鸟"之间八九年才读懂的机缘。

土豆在西南和西北一样，边陲地方也叫"洋芋"。真是有苗不愁长，半个月不到就长得好高，经常是需要转方向，否则它就会固执地斜出花盆，争夺阳光。虽然不知道能不能结出土豆，但俨然是一盆独特的盆花了。就顺它的机缘吧，哈哈。

"土豆花"一年一重生，"天堂鸟"千年不朽化神奇，都是生命里造就的机缘……

2018-03-11

终于等来了你

今天是农历二月初一，近午时的天空，慢悠悠地飘下细碎的"雪花银"，好稀奇的雪花，降落在惊蛰已过、春分走来的日子里，足以让我心花怒放，拍照片给远方的朋友，就是想说北京下雪了。

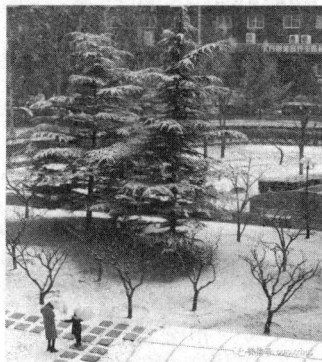

真是万物皆有灵气，雪越下越欢快，大片、小片如银河翻滚一般，相互缠绵着、嬉笑着，又不得不舍去依恋，向大地亲吻而去。哈，终于等来了你……

这是多么美好的日子。我们曾在冬季和初春之时千呼万唤地盼着有雪天的美丽，甚至带着些许焦灼的情绪，你都没有到来，却在"二月二，龙抬头"的前一天不期而至。多么恰到好处啊，虽然来得迟了一点，但还算是在年里头的瑞雪，你这漫天飞舞的张扬和霸气，传达了一个确切的好消息，2018年中华大地将是风调雨顺、国泰民安，只要勤于耕耘、乐于修为，必定享有人生好时节。哈，终于等来了你……

这是多么特殊的日子。孩子和母亲奔跑出家门，白色打底，红黄为衬，年轻的母亲和年幼的女儿岂可错过这般清新和湿润。伞下

231

欢颜打趣，似乎隔着窗户也能感受到她们面若桃花，声如银铃，赶紧摄下这一瞬间，让幸福的底片长长地留在眼底，映在心田。哈，终于等来了你……

这是太重要的一天。屋外是天降祥瑞，屋内电视里传出的是共和国领袖庄严的宣誓，那是一个政党的宣言，习总书记沉稳内敛、语调和缓，句句透出坚强的自信和前行的力量。前一段时间，不知从哪本书里看到这样一句话：日子都是因为有仪式而变得特殊和有记忆。是啊，不论老北京人明天要吃裹着天福号酱肉和绿豆芽的春饼，陕西人要聚在外婆家吃饹饹馍，等等，都是为了记住"二月二，龙抬头"的日子，农事开始了。今天苍龙蓄积着能量，明朝即将吞云吐雾。祖国就是这样，每一次崛起都是那么挺拔而不可阻挡。哈，终于等来了你……

这是个温馨的日子。小朋友"星"一早发了信息，转发某大师说到文如流水、字如暖阳的林清玄有四颗素心：以清净心看世界，以欢喜心过生活，以平常心生情愫，以柔软心除挂碍。在这个科技和生活都飞速迭代的时代，不确定的未来还真是带给我们不少的思考和探索。平头百姓享受着凡人的幸福，禅宗精英施展着迷人的智慧，但都可以以素心除欲念，以上进心求发展。大格局方有大世界，由内求己，牢记初心；从外释怀，服务于民。外面的大雪哦，化作清水灌溉大地，没有了洁白的华丽，却保留了永远的冰洁。哈，终于等来了你……

我也在这个日子里，我多么的欢喜。"身逢灿烂的日子"，何处不飞花。那窗外大树上的鸟巢经历寒霜酷暑，鸟儿依然抚育儿女，大树在枯灰中开始吐绿，随着这场大雪的到来，窗外的世界一片温润，一起迎接美好的新时代。

哈，终于等来了你……

2018-03-17

不是童话的故事

"The whole world had changed, Only the fairy tales remained the same."（整个世界都变了，只有童话还是老样子）

——《The Magician's Nephew》

我想童话之所以不变，是因为童话是人们内心最美好的向往和不同于现实的思想创造，一直是人们终极的愿望和目标。想起曾有一个陪伴我20多年的不是童话的现实故事，不管经历什么样的时代变迁，都能启发我度过那些相似的事件，屡试屡验。

那是我从学校毕业后工作的前几年，住在单位一栋独门单元的楼里，同楼还住着两位单位的领导，一位在五楼，一位住一楼。两位领导家里都有一个20多岁的儿子，一楼的儿子很有经商头脑，有时可以坐飞机去另一个城市吃顿饭再回来，而五楼的儿子似乎比较"淘气"，偶尔会做些离谱的事。人们总是喜欢议论些他人的家长里短，爆料些新鲜事。有一天，邻居同事悄悄告诉我：上次五楼的儿子把一楼儿子丰田轿车的倒车镜砸了，这次又把车胎划了。我以为会有些热闹的场景，但事情一直没有满足我的预判。过了很长时间，我问了一楼的儿子，为什么如此风平浪静？他告诉我，是他的领导父亲不让追究。我问他"为什么不让？"他说领导父亲说：和五楼儿子的父亲在一个单位，如果发生口角会影响工作关系，又是邻居，抬头不见低头见，关系弄僵了不好，对他儿子这种行为的纠正就交给别人吧。后来听说五楼的儿子因为类似于损害公物或是手"不干净"的事被拘留了。当时我就很震惊，感觉有些借刀杀人的味道，不太恭维这种做法。但是随着时间的推移，却感到了其中的道理。这是一种智慧的权衡。"一楼"选择了缄默，助长了"五楼"的渐变；"五楼"选择了溺爱，接受了"一楼"的免责。工作友谊或许"加深"了、邻里关系也在平衡中得到正常的维系，在一切的平静中，五楼的儿子得到的机会成本是助推一段失败的人生经历，好在年轻还输得起，人生的每一步都不白走。

　　权衡常常是每个人从小到大的必由之路，选择是权衡后的结果，而选择是人生唯一的字典，它伴随人的一生。权衡的能力和精神胚胎一样，受原始的直觉和他人的影响。我认识一位非常开朗阳光的女青年，是同行，她人缘好、人脉广，爱读书，热情大方，乐于助人，在她朴实而简单的性格中充满了友好和善意。患者喜欢她，社区的大爷大妈也喜欢她，单位的领导也信任她，甚至是水果摊的大姐见到她都毫无距离感，嘘寒问暖。其实，她的权衡很简单，无我而利他，付出的都视作收获，换来的都是安心良药。对于所有的人而言，她没有袈裟裹身的神秘，也没有华丽衣着的富贵，像一盆淡淡的栀子花，在春天里散发着沁人心脾的幽香，甚至有些负面心态的作为对于她而言，也不起什么作用。所以，和她相处的岁月，可以不需要权衡利弊得失，只需要让一刹那形成的刻板关系直接释放，轻松而自在，有童话般的意境。可这毕竟是难得的机缘。

世界是综合的，有些选择并不是那么简单，逃不过的纠结和躲不开的异类将选择推向了更高的心理境界，暂时的鸵鸟心态并不能解决问题的时候，往往需要有超越伤害的能力和权衡预期的耐心。在我们的身边有这样一些人，当然这些人的存在没有对错，只是现实。他们的双眼不那么清澈，他们的面相也不那么亲和，在他们周围生活和工作的人会和他们的距离有所保留，因为他们会因一点小事而抱怨环境、抱怨他人，似乎所有的不幸都是别人带来的，与己无关，类似于归因理论，光环是自己的，失误是别人的，成功是自己的努力，失败是环境的支持不够。或许因为内心的修炼不够，他们往往选择了欲望，放弃了德行，身边的人会越来越少。

年轻的时候也曾经心性太高，不自量力而生厌恶世界的情绪，好在有缘遇见那些善于启迪内心的人和书，在他们的帮助下慢慢地走出了狭隘，眼睛也慢慢地亮了起来，看到的东西也发生了变化，哦，原来人可以这样活着：把你的温暖给所有的人，不分良莠；把你的力量倾注在所做的事中，不为钱权；对喜欢你的人要以百倍的付出去感恩；对不喜欢你的人要以宽容去克制，或者可以远远地眺望，远远地祝福，因为都在同一片蓝天下，每个人都有自己的选择和权衡的权力，这不会因我们自己的喜恶而存在。诚然，不与善者为友，便可能与魔鬼为伍；不与快乐亲吻，就可能与痛苦拥抱。能亲近痛苦的人，黑夜就会升华为力量，创造新生。真正的人生悲剧不是你遭遇的不幸和痛苦，而是你无法选择重生的方式。所以，慢慢地学会成长，学会正确的选择，这是一门功课。哈哈，整个世界都变了，只有童话还是老样子……

2018-03-24

公园里的凳子

快到清明了，公园里虽然还是花开一隅、绿未成片，但气氛已经热闹起来：小船儿在湖中荡漾，孩子们骑上了电动车，中老年人们组起了乐队弹奏着老歌，唱出内心的声音……不过，今天是个阳光下的雾尘天，玉兰花的清香和垂柳绿的味道都似乎不那么直入心脾，整个春天的景色还是少了些清爽和透亮，就像人到中年的视力一样，看远看近都变得有些雾里看花，不那么真切了。但是，戴口罩的人很少，或许是因为春天的阳光能杀灭微生物，透过来的温暖照在人们的身上，依然是安抚着身体，由外向内……

这两年，公园里的设施不断完善，健康步道沿途的一周（大约1600米）就有四个卫生间，所有的园内景观处的小道旁都安装了不少靠背椅子，淡淡的浅黄色木纹，褐色的树皮样表面，如果不是坐上去真不知道是水泥制成的，真是观用一体的舒适座椅。第一次见到这些座椅，还以为是和已有的旧的木条长凳一样，只有坐上去之后的寒凉才令人知道是水泥雕制的。即使是夏日，这些新座椅透出的依然是冰凉的气息，这是会折人阳气的，当然靠背也是如此，所以我从来不坐。每次我还是选择以前那些真正的木制条凳去坐，虽然每根木条看似单薄，也没有靠背，但久经风雨和寒暑，木纹灰黑，体感厚实温暖，没有寒意，而且颇有种沧桑感和柔韧性的体验。或许是老长条凳岁数大了，目睹了公园的不断变化和这些来来去去的人情冷暖，对一切都变得坦然和耐受了。

走到一处小道，站在道边，准备找一条木凳坐下来小憩。恰好有一棵大树的两边，一边是水泥坐面的长凳子，一边是木质坐面的长凳子，于是坐在木质条凳上，再去观赏那边的水泥座椅，却是一道风景呢。其实，园里的水泥凳子很少有人坐，基本上是木凳的陪衬，老人们会把杂物放在水泥凳子上，而自己和家人坐在木凳上嬉笑攀谈。想起《断章》，呵呵，这应该不是水泥凳子存在的本意。我是真的喜欢木质凳子，如果新增添的水泥凳子坐面和靠背也用木质的就好了，既可观赏，又实用。

最近，又和一位年轻人在议论"阳明心学"的"知行合一"："知"是良知，是与生俱来的道德感和判断力。良知是在事中体现和端正的，当良知被欲望蒙蔽的时候，一切的功利便悄悄地侵入，倘若不及时修正，便会失去一颗强大的内心。其实表面看似光鲜的东西一旦过去，维系生命的精神动力就会黯然失色，这样的人生就没有机会唤醒和传承祖辈们在血脉里留下的智慧，那是多么遗憾啊。其实不求功利，不断抛去杂念，依然可以做事，而且可以更加踏实地做好自己的事，那样就可以让心像风一样自由和飞翔。

人无阳气则死，生命活动需要阳气的推动而存在。人的身体需要阳光沐浴，而精神一样需要"补钙"。太阳是生命之神，身体和心都温暖了，爱和善良才会自然地流露出来。

公园里的木凳子很有温度的……

2018-04-01

✒ 写在清明

一天很短，短得来不及拥抱清晨，就已经手握黄昏；一年很短，短得来不及细品初春殷红窦绿，就要打点素裹秋霜；一生很短，短得来不及享用美好年华，就已经深处迟暮。

——《短》（俄罗斯）

二十四节气是中原农耕文明的产物。今天是清明。清明时节，则昼夜各半。或许在偏西南、偏西北那些远离文明发祥地的地方没有典型的气候特征，但在北京还是能够充分体会到天、地、人三才合一的同频共振。于是乎天上密密的云来不及均匀地散开，便俯身而下，成就了一夜的雪雨交织，地上郁葱的绿还来不及躲闪，便敞开了胸怀，温暖地接受了冰冷的甘露；而世间之人是天地的核心，人们早已从血脉里延续着对清明到来的悲喜，这一天人们能饱吸天地之气，调适身心，均衡阴阳，感悟生命的意义。所以，大家或是熙熙攘攘地去墓园奠祭过往先人，或是孤独地远眺窗外默念远方逝者：既是在缅怀家族的恩德，又在检讨自己的人生。同时，还有另一层冥冥之中的心迹，就是"祭奠"自己的过往……蓦然回首，光阴原本如梭；恍然心悸，白驹悄然过隙。呵呵，人生几何？

清明就像是一年中的一段分水岭，告诉你时间近半，已来不及小步缓行。是啊，就说工作吧，人们往往会在前一年年底的时候对自己说，今年好辛苦，任务不管完成得理想与否，但都要赶紧收官，粗粗地把未来放在节后，先度过一个身心轻松的新年；每当春节过完，无论是什么职业，你都会埋头于新的计划实施和接踵而来的工作，步履必须逐步勤快起来。尤其是有了"厉害了，我们的新时代"，这座城市就像装上了无级变速的引擎：规划理念要新，需求导向要明，公共服务要实，信息网络要快。你要是不能准备好一颗应对发展带来的不确定因素的心，以及不断更新知识、适应变化的能力，就不敢保证不会经常出现莫名的焦躁，也不敢保证自己是合格的现代职业人。哈，清明到了，马上盘点一下，整理好思绪吧，一年就快过半啦，这关乎年底的答卷能否过关呢！还是告诫自己，事物还是往前赶，前紧后松会让生活和工作比较从容些。

清明就像是人生的一段分水岭，告诉你活在当下。是啊，就说生活吧，过去的夜长昼短回不来，今后的夜短昼长还没有到，就像每天镜子里的自己都不会重样，当然只是慢慢变老。当下是很怀念从前时代的"慢生活"，朝九晚五，就是那种不急不慢、安安逸逸的小日子。其实每个时代都有慢生活和快节奏，只是取决于你自己内心的感受。前两天，老闺蜜说了一句影视剧台词：出来混，都是要还的。是啊，前半生的忙碌，才会有后半生的安逸，这世上没有免费的东西，即使你有所借势，不是你的东西还是要还回去的。祖辈们仙逝了，清明的怀念更多要化作对自己的检讨。

无论什么年龄，悟到了都来得及，只需要让后半生拓展些生命的宽度。所以，生命短是时空的概念，生命长是质量的概念，都来得及。今天是清明，可能是前半生造就了今天的日子，所以还可以坐在茶几旁，和孩子一起品红茶。说来惭愧，前半生我只知道茶即是水，一大杯子饮下可以解渴，后半生懂得了用器皿泡茶，小盏品茶，把发酵久制的红茶的茶香用气息在后鼻腔享用后再饮下，体会那种心里了了、嘴上难明的惬意。和孩子说说家族，谈谈家常，说着人生百态，珍惜和家人一起的美好时光，或许这是在这个日子需要的话题。

今天是清明，不后悔前半生的忙碌也算是清明时节的感悟，因为今天还可以坐在书桌旁感恩。想来前半生得益于愚钝，虽然那时读书流于字面，缺少实践的检验，但本心流露的东西更多了些，关注世俗的东西少了些。家族让我学会了用心待人，无论亲戚还是朋友。所有的爱恨也都很单纯：爱的时候敢于倾囊付出，恨的时候也勇于呵斥担当，从不瞻前顾后。或许纯良之人好运多，遇上不少的长者和朋友，或者说是贵人吧，他们有的学识渊博、卓有成就，有的为官一任、品行敦厚，借助这些机缘，他们带来了许多的成长营养，成为激励我从善如流的榜样。当然，遇见本身有着与生俱来的直觉使然，但也是需要后天德行的养护。就比如笔墨丹青一事：有缘是学中医专业的，又有缘遇上中医发展的好时代，更有缘认识了一些中医大家。通过喝茶、交流、欣赏，发现真正的中医的确可以"不为良相，即为良医"，在医家的背后，他们内心丰富，史在心内，都是对传统文化颇有建树的学者，他们手下的笔墨各有奇异，但都是随心而行，跃然纸上，不仅展示了中国书法的魅力，更重要的是字里有他们的精神，他们让我对浓浓的黑墨文化产生了新的认知。巧的是也不知哪里来的缘：前一段时间一位移动健康界的朋友送我一枚精致的石制砚台，一位因医结缘的朋友送我一副木制毛笔架，孩子认识的非遗工匠又送了一套精品毛笔，孩子也帮我准备了字帖，还有一位刻字高人送我两枚名章和书法家何子齐的授课光盘，好像是预设好的一样，就这样陆陆续续地聚齐了练字的家伙什，但我深信天意后面自有道在其中。源于心中有愿望，心外有力量，鼓励了我开始重新练字修心，当然，快乐也就自然而然地流淌出来。

　　真是旅游有旅游的快乐，宅家有宅家的趣事，哈哈……

　　今天是清明，先人们一定希望我们沉淀出他们的人生精华，启迪好后人的未来。幸福就是永恒的快乐，而快乐源自生生不息的精气神！

2018-04-05

鹅相望

本来是有些犹豫是否到几十公里外的医院体检，但还是咬咬牙出来了。上了年纪，体检还是很重要的，万一有个什么星星点点的"小东西"，在现代医学和中医药快速发展的当下，早发现的"什物"都是"小意思"，有的时候不用手术也能"咔嚓"了。下午开车出来，阳光正明媚，因为倒春寒的地气还没有回暖，所以与阳光相制约，体感气温暖而不热，燥湿相宜，北京的远郊风景迷人，让人满眼收获喜悦。于是乎一路上的视野开阔，一路上的翠绿闪过，美好的景致，畅通的高速，顿感出来是多么明智的决定，收获是双重的。周末的路况极好，不到两个小时就到了目的地，开进医院大门，豁然开朗：桥湖相连，草木繁秀，禁不住喜上眉梢。

办完体检手续，拿上房间的钥匙，放好东西，便急不可耐地来到湖边的健康步道。太阳快要偏西了，所以阳光散发着最温柔、最斑斓的元素，像是在告诉我们：无论身处何地，心都要向着光明。围绕着湖边散步，忽见一幅扣人心弦的"画面"：一只美丽的鹅深情地望着湖里的另一只鹅，湖里的鹅仰首回眸对视，不知是否雌雄，但一往情深。或许两只鹅太专注于彼此无言的对白，以至于没有感觉到我已走近它们，并把它们摄入我的镜头。噢，在明媚的春光里，杨柳枝是细软的，迎春花是明艳的，斜阳揉搓出的七彩光谱柔软了湖面，陶醉了生灵。

好安静，远离喧嚣，心无旁骛。树是静的，小山是静的；水是无声的，石是无声的；一位母亲推着孩子静静地走在夹道上，一位中年男子推着轮椅上的老人默默地观赏着花红柳绿，这是个不需要声音的地方，一切的心绪都在心上绽放。静能生定，定能生慧。

远远地飘来丁香花的香气，因其味厚重而诱人接近。真好啊！这里的大树小树都有开花，但却不是争奇斗艳，园丁们匠心独运，见隙插花，花色各异，各居一隅，绿中点缀。偌大的医院里，还真是花草石木各不重样，若即若离，绝不会让人眼花缭乱。

偶尔偷闲的日子。阳光把我的影子照得斜长，手指像皮影戏里的道具，任我游戏。自娱自乐中看到另一个自己，便对"她"说：幸福是奋斗出来的，更是你内心感受到的过程，千万不要说享受生活就是幸福，因为幸福和满足从来就不是从享乐中获得的，而是源于人生的意义，源于理想和追求。这是生命的价值。

夕阳下，鹅相望，花草攀岩，树木生辉，确是好光景。恰逢好时代，会人生苦短，所以偶尔的驻足远望，将内存清零，便可轻装前行，义无反顾。

2018-04-15

心雨天

清晨醒来，拉开窗帘，一眼就看到了湿漉漉的世界。地面的青砖不再是灰突突的，似乎敞亮敞亮的了，雨水和尘埃一起溜进了砖缝，快快乐乐地嬉笑；树叶的翠绿不再是单薄薄的，似乎丰润丰润的了，雨水和绿一起流了下来，活活泼泼地跳跃。小区里雨水洗刷后黄色的共享单车黄灿灿地闲在路边，像新车一样，楼宇都变得非常洁净，棱角分明。深深地吸上一口丹田之气，让挤进窗户的那一股由雨水变成的雾气，顺着鼻腔，沁入心脾，哈哈，气若雾露之华盖，弥散到全身，无比惬意，是谷雨节气的味道了。

"谷雨春光晓，山川黛色青"，雨生百谷，戴胜落桑。谷雨时节的寒意依然容易使薄衣者感受风寒，也易使静默者抑郁，故可多揉腹按背，保暖防寒，多听轻快激昂的阳韵音乐，便能气血通畅，愉快祥和。近几年，国人越来越关注二十四节气，不仅是因为它被评为世界非物质文化遗产，更是因为它体现了传统文化中天人合一的整体观念和阴阳五行的基本理论。这是中国人的文化，这种文化是建立在民族的血脉之上。

文化是国运，国运是国家。想来我们的先进文化离不开天人相应的文脉依据。健康要顺四时而调阴阳，生态环境的优化也需要顺应自然界的规律，社会发展依然如此，人和自然环境、社会关系天然就是一个整体，提倡绿色生态就是中华文明的本源所在。个人一家—社区—地区—城市—省—国家—世界，从个人到世界，条块纵横，"喘气的和不喘气"的万事万物及各类活动形式无不依存共生，所以，有新时代、新气象、新思想、新征程，就有打造人类命运共同体的大格局，依然是源于大中华生生不息的文化传承。

小手机晃动大世界，小社区反映大社会。一家人去"双报到"，突然发现原来我可以进入一个更大的家庭，切身体会到组织原来有那么庞大的力量，有那么多的行业内不同身份的人，打破疆界，即使素未谋面，但在这个"党员 E 先锋"的平台上拥有了一个共同的称谓：共产党员，无比亲切而有力量。顿悟，为什么三名党员即可申请成立一个支部，"道生一，一生二，二生三，三生万物，负阴而抱阳，和气冲也"。星星之火就这样成为燎原之势呀，元理论还是在文脉和血脉里。在无比憧憬未来和充满希望的信心里开心，在这春寒阴凉的谷雨天里，身体里的内啡肽却不断地释放，内心有满满的正能量。

再用卞之琳的《断章》：你站在桥上看风景，看风景的人在楼上看你。明月装饰了你的窗子，你装饰了别人的梦。哈！小时候爬到大树顶端的时候，发现原来世界是那么的大，那么的美丽，尤其是雨过天晴的日子。

2018-04-21

小院熟春

"春三月，此谓发陈；天地俱生，万物以荣"。到了谷雨的第三候了，若是在充满乡土气息的农耕山区，戴胜降于桑，布谷便是声声满山回荡的了。而在城市里，便是杨柳飞絮，前几天的降温雨水之后，柳絮已是略显沉寂，只是偶尔飞进鼻腔，调皮地撩拨一下你的关注，提醒你，柳絮不飞花，春尾吻初夏。和同事们一起在四楼的会议室加班过材料，和家人说不回去吃饭了，儿子回复说：那就开心地写吧。春生夏长，孩子也一样，也到了春播夏出苗的年龄，在成长中慢慢地懂事，慢慢地心智走向成熟。坐久了会站起来在会议室里走走，松松老腰，同事让我伸头看窗外，后院里的两株山楂树不知道什么时候已白花溢开满树，在夕阳西下的余光里若繁星般耀眼夺目，并依偎着褐色的小亭子，呢喃细语般轻轻晃动，人字形乳白色石板小径蜿蜒着聚入靠近，惊艳了我的目，哈，美哉，我家单位的院落……

单位院落的环境很好，独立的办公楼宇，坐北朝南，东西无碍，是繁华喧嚣城市里的一处闹中取静的好位置。在楼里，清晨可以通过东墙窗户目睹紫气东来的刚毅，傍晚又能欣赏夕阳柔和地落幕。不管你愿不愿意，都必须去体会和接受：该来的都会来，该走的留不住。楼宇前后的院中园，草木丰茂，错落有致。蒲公英迎风怒放，似乎往年没有在院子里注意到此花，但今年的前院园中的绿地毯上长了不少蒲公英，盛开的、落英的、打苞的并存，像一条生命的流线，从厚重到轻盈，然后漫不经心地随缘而去，一切都是那么从容而淡定。想起孩提时代大西北兵团庄稼地里的蒲公英，在风中骄傲地播撒种子，远远地随风飘走的样子，一样的蒲公英，不一样的天地。春熟了……

当然，院子里的花草，有客落的，有栽培的，所以，有不知名的小黄花、小白花、粉色花，等等，还有往年种植中草药后留下的种子又成长起来，因为这样，院子里才会热闹起来。就是这样，各是各的位置，各是各的外观，原本就不需要羡慕什么，也不需要刻意效仿什么，你就是你，我就是我，都是大地母亲的孩子，都是"一阴一阳谓之道也"。春熟了……

当然，果树们经历了"春雨惊春清谷天"，也在花期渐过，迈向化物成果。其实，我也分不清是什么果树，只记得秋天看到海棠果、山楂、石榴、柿子等果实的时候，心里美美的，于是想悄悄摘几个，转身就品尝下肚。赏花尝果，丰富了我们的工作感受。春天来了，同事们饭后都猫出来了，三三两两，叨叨家务事，谈谈育儿经，各有各的说道，轻松自在。在夏日炎炎还未来到，春末的阳光是最有营养的，就多和阳光切磋吧。春熟了……

"春三月，此谓发陈，天地俱生，万物以荣"。春天里生命萌发，自然界、社会与人都应注意"生而勿杀，予而勿夺，赏而勿罚"，哈哈，逆之则伤肝也！草木一秋，在春天种什么种子，就会结什么果子；生命之道，要在人生的春天里养好一池活水，源头很重要的……

2018-04-29

立夏厨房里的大厨

戊戌年的夏季到了。"夏满芒夏暑相连",立夏了,可稍晚睡但宜早起,蝼蝈鸣,蚯蚓伸,哇!

阳气舒达,万物华实。真是巧合,晚上看微信里有一款游戏,叫"方块弹珠",于是乎想着可以稍微晚睡一下下,升升阳气,没想到升发过了头,几个回合下来就已过子时,绝不恋战,赶紧收手。每到这种时候,我都会想起小时候爸爸的谆谆教诲:不能玩物丧志!

当然,不管睡得再晚,中老年人大概都一样,卯时(清晨5~7点)准醒。老习惯,并联我的时间:电饭煲煲上粥(红枣数枚,红豆少许,枸杞子适量,小麦胚芽与小米的量随意),穿外服出门,阳光照在杨树叶上,影子落在我的脚下,一路清扬一路歌,快步走到社区里的菜铺子。呵呵,生意甚好,不少中老年人和我一样,起得早,也来赶清晨最早一拨热闹。

买点什么菜呢?立夏宜清降心火,滋养肾阴,"逆之则伤心,秋为痎疟",多食瓜果蔬菜,少食肥甘厚腻。一眼看见货架上的红萝卜,萝卜皮红艳艳的,萝卜缨子也是油绿油绿的,嗯,可以做一道清爽可口的凉拌菜,红皮入心,白心入肺,绿缨子调和,既能有清心肃肺之功,又有爽心悦目之效;再买一枚西葫芦、两根葱、三只长茄子,齐活,扫码,支付,搞定!欣欣然就回家了。

能有个清闲的周末还是很珍贵的,其实,家庭主妇最喜欢的地方就是厨房了,因为在这里能随心所欲地创造和梦想。点击手机

APP "酷歌",选一组轻快欢畅的钢琴协奏曲,点击全部播放,旨在克制一下可能的情绪低迷,让愉悦伴随我准备早餐的全过程。

悠然地开工了,电饭煲还在静静地工作,我的并联时间管理延续,锅里烧上少许水,便开始洗小红萝卜、萝卜缨子、西葫芦;水开了,萝卜缨子下锅稍煮的时候,红萝卜已用刀拍成小块,西葫芦切片在案,作料准备停当;把过了水的萝卜缨子取出,一切便准备就绪了。

锅里淡绿色的开水不能浪费,可以烫一下抹布。记得年轻的时候,单位里一位年长的同事问我,一个家是否干净看什么地方?一个家庭主妇干不干净看什么地方?那时我还真不知道,于是他告诉我,一个家干不干净看卫生间和厨房,一个家庭主妇干不干净看抹布。所以,洗抹布是做饭前的必修作业,作用是不言而喻的。洗干净抹布,收拾好厨案,开始另一串小的时间并联:左侧火头用蒸锅热上馒头和玉米棒;右侧开始炒菜。其实凉拌菜是可以很有创意的:烧上油锅,放入适量花椒,花椒的香味从铁锅里飘出来的时候,关火,一边取出花椒,一边欣赏着清亮的油滴,当把这自制的花椒油轻轻地浇在红白相间、柔绿作陪的凉菜上时,感觉内心和着音乐一阵激动。

切一盘前一天晚上自己卤制的酱牛肉,切三个鸡蛋做的变蛋,这样荤素搭配都够了,而且精致合理。常常想,不吃肉怎么行呢?当然,也常常在红烧肉前驻筷,最后决定肉还是要吃的,不过要吃得尽量合理些。吃肉可能会对中老年健康有影响,但心情好了呀,不吃肉或少吃肉可能对身体有益处,但情绪起不来呀!哈哈,不能古板，还得因人而异，一百个人就有一百个哈姆雷特哦！

不管怎样，立夏了。小米粥能健脾养胃，还有红豆健脾益肾，枸杞子润肺明目，红枣益气安神，等等，都是上好的食材，无论春夏秋冬，都能呵护中土脾胃，此乃后天之本。

好时代里的好日子，好日子早已走进寻常百姓家。好心情做出来的饭菜就有好滋味，反之亦然；有好的思想才能摄出生动的照片，反之亦然；工作也是如此，一切都在于你内心的感受和把握。就像这夏天的寓意……

2018−02−04

气质就像夏日里盛开的鲜花

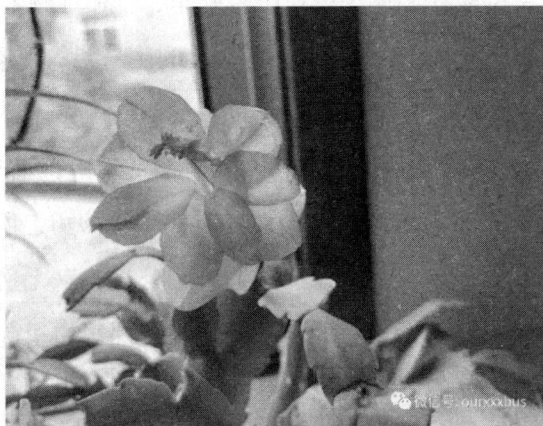

办公室窗台上的蟹爪花不分季节、不知疲倦地打苞、开瓣、绽放。花盆其实很小，花土也不是很肥沃了，但这盆花却一直迸发着不竭的生命力，"心无旁骛"地、默默地美丽。黏附着花粉的花蕊浓缩出水粉色的艳，花瓣依恋着，慢慢地由水粉到淡粉，再到泛白，始终冷艳，绝无杂色，只等铅华散尽，便缓缓垂落到花盆里，柔软地、松沓着躺在花土上，依然优雅如故。久而久之，落花覆盖了花土，你便能在同一个时刻欣赏到此花全部的生命历程，体悟到此花透出的与生长有关的稳定气质。

护士节的主体人群是女性护士，当然，也有一些优秀的男性护士，无论你是谁，来到这个世上和离开这个世界时，至少是来到这个世上，护士都是迎接你的目击者之一。花已经成为节日离不开的中介，负责传递祝福、关注和爱。从医学人文的角度，医生和护士并没有本质的区别，都会在漫长的职业生涯里目睹着人群中形形色色的喜怒哀乐或爱恨情仇，慢慢地懂得直面生命中的瞬息万变，学会把无奈和失望藏在心底……在医者眼里，生命往往有另一种含义——短暂和永恒。当然，这不是说简单的生与死的现象，而是对生命意义的理解和诠释。

气质就像夏日里盛开的鲜花。如果你看见一个颇有气质的人，具有非常吸引人的人格魅力的人。气质就等于阅历，所以，你不要被外表所蒙骗，其实在那深沉和适度的外显，毫无例外地是源于经历过曲折和磨难锻造后的内心的支撑，那气质里包含了他或她爱过的人、做过的事，或遭遇的苦难、委屈、误解，或亲人的离弃，等等，当然，也有初心引导下邂逅的书、导师、至交和朋友，以及好的运气。所以，他们的内心有对美好事物的欢喜和欣赏，也有对痛苦和厌恶的接纳和包容，所有的存在都可以转化为他们对信念和希望的坚守，并保持一颗平实而善良的心，有点笑傲江湖的意思。

气质就像夏季里盛开的鲜花。插花是艺术，插花的人有审美和超越，可以把花的气质和你的视角一起展现出来。缘分所致，获粉红的月季花、翠绿的月季花各两枚。花品不必多，但意境很重要。稍加修剪，放入玻璃罐里，再剪几支曲线婀娜的绿萝枝陪伴，顿有阴阳相宜、错落别致之感，俨然恰到好处的一钵水栽，简约大方，美丽和谐。虽在温室，喜在意外。

气质就像夏季里盛开的鲜花。或许你更钟爱那些在草木中随性怒放的花卉，就像这办公楼后院的那株红艳艳的月季，经过乍寒乍热的洗礼，躲过疾风冷雨的侵袭，更加矫健地亮相，一跃伸出头来，在树木草丛的欢呼中形成瞬间的具象，点缀了景色，柔和了心田。依然是不骄不躁，从容淡定。

美丽的天使，花一样的年华！脑海里是你们工作着的美丽的倩影，还有生命的光芒，你们就像夏日里盛开的鲜花！

2018-05-12

书是年轻人的天堂

周末的商城很热闹，年轻人三三两两地逛着，并不一定购物，但一定会在自己喜欢的地方逗留，凑凑热闹。现代商城的商品与服务很丰富，餐饮必不可少，特色小吃让人目不暇接，还有发廊、服饰、电子产品、琴行、书画、摄影摄像，等等，但与传统商城不同的是文化元素匠心独运，充满传统与现代融合的色彩，工匠精神在迷离的科幻中直奔文化的主题。

一杯咖啡，一本书，这是我眼里的天堂。周末能有半天和孩子一起逛商城是件开心的事，解决一顿饭，然后看看商城里又有什么新的文化店面，这是非常养眼和养心的事。当然，每次都会到这家书城咖啡沙龙转转，这里的书都是比较畅销的，侧重于人文和历史，还有自制的书札、书签之类，精致优雅，但价格不菲。当然，好书是不会错过的，漂亮的好书更会让人挪不开步子，买完书，就可以迫不及待地坐下来读几页，周围已经准备好了座椅，你可以要一杯热饮，过会儿书瘾，然后心满意足地离开。这也是这家店的经营模式，一切都契合了读者顾客的心理。

这里的顾客很多，大多是年轻人，青年兴则国家兴，青年强则国家强，民族有希望。

当下，年轻人通常会遇到很多内心冲突，如对立的价值观、不同的生活方式等，让选择变得复杂而困难，那么，读书不失为很好的解决途径。越读书，就越能认清自己，树立信心，缓解内心的焦虑，并逐渐使心智成熟，遇事会平静而有力量。其实解决问题的过程，便是走向成熟的过程。

"树再大，根也在土里"，先进文化的基础依然是源于传统文脉的内核。无论时代如何变迁，读书永远都是知识的重要来源。科技发展了，有声书、电子书流行起来，让文化有了新的表现形式，但是读书人还是喜欢带着墨香的纸质书籍，似乎还真是"科技能解释人类，但科技不能理解人类"，只有千年的文字会说话，其他都是衍生形式。中国的汉字，字字都是生动的文化，看着字的笔画和留白，就像看见了人生，还是手捧着纸质书踏实！

提高心性，除了阅历，就是读书。读书能让你摆脱思想的困顿，结交世间善缘。不是有句话说：三十岁前你的面相是父母给的，但三十岁后的面相就是你自己决定的。读书会让你的面相更具有魅力，并透着人生的智慧和力量。

2018-05-20

从笔墨中寻找生活品质

　　十九大报告说：我国社会主要矛盾已转化为人民日益增长的美好生活需要和不平衡不充分的发展之间的矛盾。美好生活需要应该就是对生活品质的不断追求，基础是高品质物质的供给，更重要的是精神层面的思想引导和产品提供。经过五年的大数据分析，当前中国城镇居民心理健康状况调查结果表明，73.6%的人处于心理亚健康状态，存在不同程度心理问题的人有16.1%，而心理健康的人仅为10.03%，数字是惊人的。这是在我们已经反复强调并提倡多年的生物—心理—社会全方位心理健康管理和诊疗路径模式的前提下。

　　有的时候我们会发现：当经济社会向高级阶段迈进时，人们的生活越富裕却越不满足的矛盾让人忧心忡忡。孩子们不愁吃喝，丰衣足食，反而不知所措，不知道该追求什么？很多人总是追求新的生活目标，以致生活的期望值不断攀升，内心的冲突不断增加，尤其是那些怨天尤人、从外部寻求原因的人，久而久之，情绪淤积，无力排解，心理亚健康和心理问题的出现是现代生活比较常见的情况。问题到底出在哪里？为什么还有少数人没有摆脱这种错误的心理模式？我们亟待建立内心幸福和快乐的免疫系统。

　　"幸福是你全身心地投入一桩事物，达到忘我的程度，并由此获得内心秩序和安宁时的状态，就是well being"，这是北大教授的体会。我想写作就是一种让自己安宁下来，梳理思想本源的过程，随之也把幸福梳理出来。源于读书、思考和评判，最后你一定会有一种认识：不管我们天生有多少个性化的禀赋，如果没有一个自我的挖掘和深加工的过程，都还只能是肤浅的小聪明，我们需要的是改造自己的命运，这种命运的改造一定是在你找到了一个坚定而富有挑战性的目标之后，才能使你达到心无旁骛、全神贯注、汇集动能、创新思维，从而实现内心的祥和，这就是幸福的体验了。弗洛伊德说：快乐的秘诀在于工作与爱。

千万要记住：金钱、权力、地位、财富都是附属品，绝不是你成功的标志，只有提升了内在的品质才是成功的标志。所以，不能认为工作之余的逛街、购物、游戏、网购等一时的愉悦放纵就是快乐和幸福，就算是生活品质。身体的锻炼和心理的把控相结合才是通往幸福的路径，需要坚守信念和融会贯通。所以，提升生活品质更重要的是内心的流程再造。

这让我想起 2008 年奥运筹备和奥运保障。有一群人不分昼夜地思考各种体系的构建、机制的研究和模式的落地。从 2005 年开始筹备，不知有多少艰辛和努力，很多人为此心无旁骛，致力于这种挑战，挫折和困难似乎前所未有，但这段经历却成为很多人生命中最美好的时光。这大概就是心流（最优体验）。只是之后，有的人把这种人生体验丢了，他们不再重视倾听自己内心的声音，而是在品味荣誉中忘记了坚持和追求这种体验。荣誉终归要远去，如何保鲜那种生动鲜活的体验就是我们需要关注的问题。其实人生挑战无时不有，惰生厌，勤生慧，克服平常心态，走出生命的意义。

所以，笔墨告诫我们，要从每天的生活积累中创造真正快乐，一旦有一天情景再现时，你便找到了目标的契合点。

2018-05-27

山房人家好环境

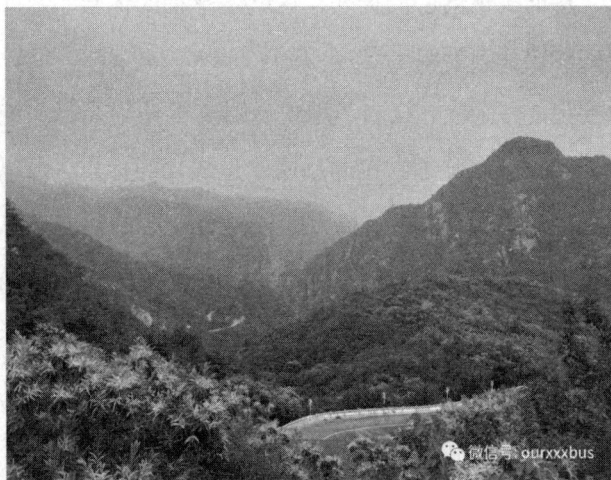

微信号：ourxxxbus

　　低头掐指一算，有半年多往返于平均半径不足 10 公里的同心圆，每天穿梭在四环到五环之间，楼宇冷面恒静，人群素颜匆匆。偶尔也会在低头文案、抬头会台之后，去一趟我家附近综合商场里的巴依老爷馆（新疆小吃），痛吃一顿过油肉拌面，找一点口食满足后的惬意和松散，但内心更向往去"远方"，去"世外"，去能够"空心"的地方。

　　和很多人一样，我曾经以为能够出去两天，放下身边的人与事就是最好的休息，就是一种尚好的"心疗"，其实不然，那种时空上

258

的隔离只是解决了表证，随之而来的问题依然存在，这已经是都市公职一族自我暗示的心理循环。或许不久你会发现，这种短暂的时空隔离并不能解决内在情绪的反弹，积累的结果或是心理长期处于亚健康状态，或是多因并存，产生心理问题。今年是戊戌年，常常见熟人就叨叨，因为岁运的问题，身体易感冒，情绪易怒、忧郁，心理健康需要特殊的关注。或许形成了自我暗示，希望找到一种缓释情绪的方式。于是，孩子提议，带我去一个最适合我去的地方，描述为一个休闲读书、喝茶、看景、读人的地方。哈哈，我求之不得，有家人陪同，又能走出"中心"地带，不远不近，又有山有水，于是利用了周六日两天，欣然前往。

孩子说是远郊的山区，开车70余公里便到。出城的路很堵心，出城上高速很舒心，但最惊心动魄的是盘山路，很揪心，哈哈。除了"神龙见首不见尾"的蜿蜒错落，山路的路面还是非常平整和规则的，两侧的山体和裸崖都做了很好的保护。从来没有自己开车进过山，过去坐在车里看窗外山路陡峭是很担心，自己开车就是一种别样的成就，尤其是迎面会车的时候，"嗖"的一声，就像彼此道声"哈喽，一路平安"，心顿时变"空"了不少。

孩子说，这是他和同事们来过的地方，此地不对外，只是熟人间的介绍和认同，力求安静、闲适、怡心、修养。"客栈"建于山顶之上，运行介乎农家乐与非星级酒店之间，条件比较简陋，旨在取其意境。主人为地质勘探之后，早年幸得此地，身为居士，建宅修心，后遇一群中国作家，多为文人墨客乐至之处。

终于到达目的地，主人已经候于庭前。孩子大了真好，不用大人操心，已经办好了吃饭入住的手续。安顿好，简单用餐，便移步环视四周。店家能同时接待的客人不过十余人，木制小屋散落在接近山顶的山体上，称为"山房"。山房间的石铺小道曲径通幽，彼此交错相连。山房间有农作物与自然植被相映衬。站在观景台上，已是身处山顶，或许是天气的原因，阴雨天里的群山连绵到天边，远眺山岚缭绕，疑是踏入云霄，可近观草木山石明晰，远物近景犹如两个世界一般，只缘身在山岚中，真是：天地相握人秉承，阴阳互动气物成。

"一阴一阳之为道"，山房此景好环境。宅为阴，周为阳。木屋靠山而立，并有"野长城"环绕，阳气旺盛；山房的前脸满目常绿，并有山涧溪流择低而居，阴柔宽厚。因此，青山绿水之环绕，背山面水之稳健，前有案山，后有靠山，左有青龙，右有白虎，风可到又可止，又有树木花草相随，真是好环境！

主人刻意建了主厅，独而不孤，舍内除了有佛道至尊，还设有书画台案、条桌高椅、临窗茶座，在一呼一吸一阴阳之间，透过玻璃墙，时时刻刻与自然相息，有了置身事外的无为体验。现代科技在改变行为方式的过程中，也泯灭了不少人情世故，制度越严密，可能越会减少情性之美，中国人本身就是阴阳的整体，心性也是如此，有水一样的人文精神，刚与柔不能绝对地扣其两端、剑走偏锋，心可以有生生不息、博时竞进的民族性，但行还是要有柔性的外展方式，以求和而为一，否则阴阳过激则必反其道而行之。窗边的茶座简洁明亮，有点"用九，见群龙无首，吉"的味道。无论是和合的环境，还是独特的思想奔逸，可共生共存、包容并蓄，真是好环境。

　　生来有少寐之癖，但不缺德行。孩子直说没有太阳的天气有些不尽此行之意，但我倒觉得，阴多一点的日子才会孕育出阳气浩然的白昼。远在天边、近在眼前的山涧溪流似乎双眸俯视就在两里之外，但真正走到那里还是有些距离的。沿着盘山道溜到山涧溪边，委实有些步履之苦，但沿途好景尽收眼底，美溪暗流伸手可及。是啊，好景必在深处，犹如没有轻而易举地得道，必经"博学之，审问之，慎思之，明辨之，笃行之"。沉香作为香道之载体，越来越受到追捧，究其内在，是有其腐而不朽，朽而不烂，以及化腐朽为神奇的天道，是以物载道，方能沁人心脾，提神、安神，从而唤醒中国人最本质的民族之魂。茶道也是如此。山涧溪流汩汩向前，九曲百折不回头，迂回向前不执拗。这山泉水蜿蜒曲折，养育满山青绿，换得生命不息。你看那山上的树，虽有石岩筑底，但依然从岩缝的泥土里汲取营养水分，风雨侵袭之，则树根越会盘结延伸，树干越为粗壮，即为久经磨砺，坚而不摧。据说此溪流汇入"水长城"，融入其宗而缄默自喜。天给我以此行，便是与我交流"姤"九之道，顿悟不少，真是好环境！

　　还要说"一阴一阳之为道也"，顿悟慢生活。在快节奏、高压力的生活和工作环境下，追求慢生活成了大家的口头禅。什么是慢生活？回想起来，我还真是愚钝之极，自以为读了不少活在当下的书就明白了大半，实际上只是没有脱离两分法的掣肘，其实表现于外的是降低工作节奏和生活频率，但实际上不在于此，而是在于把"心"慢下来，也就是改变你的"精神熵"（每当资讯对意识的目标构成威胁，就会发生内在失序的现象，导致自我解体，使效率大打折扣）。这就是从阴从内去寻求解决的方案，去提升生活的品质和得到内心的安全。感谢孩子总是善解人意，山岚之巅，没有赏花观景的劳顿，只有自在随心的萌动，宽松而优雅，觉悟其中。这是天给我的机会，也就是自然规律的冥冥之意，顺应天性，恬然自适，真是好山水！

我要逐步改变，不再纠结如何保持"匠心"和减缓工作强度之间的焦虑，也不会在节假日担忧上班后的紧张和压力。慢生活需要改变外部条件或者改变你自己，当外部的条件无法满足时，就改变我们的内心吧。首先记住"一味追求财富、地位、权力，未必使人更快乐。唯有从每天的生活体验中创造乐趣，才能真正提升生活品质"，这是世界观的改造，克服幸福的假象，获得慢生活的动力源。其次是改变思维模式，致力于每一件事，获得成就的快乐，包括为孩子做一顿饭、为一次旅行做认真的准备、为一件工作追求极致、为一个项目全力以赴，没有轻重好恶。哈哈，该做什么就做什么，像孩子一样，做什么事都全力以赴，让心飞翔。最后是合理的选择和管理好时间，并联下会有拉长了的时间，串联时就会有放缓的"心"，张弛有度，内外和谐。这些就是我认为的慢生活，当然是以好的德行为前提的。

山房之处有好山好水好环境，带给我和我家人一段沉淀世事而内在无限扩容的慢生活。

2018-06-17

轻诺者寡信

老子说：轻诺必寡信，多易必多难。意思是对待所有的人都不要轻易承诺，如果承诺，就应当认真对待，否则就会失信于人；做事的时候，不要轻视所做的事情，要认真对待，否则就会失败。其实，这是为人处事的基本道德，尤其是朋友之间。

言与信其实是一对孪生兄弟，言是因，信是果。年轻的时候，认识一位长者，身居一定的职位，自然是拥有一定的权力。一次，我把朋友的一件至关重要的事情托请长者帮助，长者一口答应了，我便以为没有悬念了，也欣然把消息转告了朋友，就在放心而耐心地等待中，此事却没有了结果，再想办理也错过了时机。当再次问长者时，长者似乎一脸茫然，我恍然大悟，在彼眼里是如此重要的信言，在彼那里只是一语过往烟云。当时内疚之极的心情至今记忆犹新，正是因为此事，吃一堑而长一智，成为我终身的警示。

人不可轻易许诺，因一诺千金，此金不仅是践诺的分量，更是你人品的分量。有时候我们回头看看已经不短的人生，似乎没有留下几个十年以上的朋友。有的是随着时间的推移，或是因为工作地域的变迁，或是因为长时间的失联，慢慢地淡出了生命，甚至没有了记忆；其中还有的因为一些铭心刻骨的事件，即使尚且滞留在我们的记忆中，却亦成为永久底片。但是，在这要说的是还有不少的友谊和亲情的确是因轻诺而受伤害，多易必多难。

我们相信朋友大致有两种：一种是走进心里的朋友，无论物理空间相隔多远，天涯若比邻，他们彼此真切地关怀和无私地惦记，早已融化为由内而外的自觉行动，没有得失的计较，丝丝入扣的关怀和情不自禁的付出从来就不需要言语的流露或是图以回报的暗示，只是友谊和快乐的穿梭，沁人心脾。另一种朋友是心灵的导师，他们会在你有需要和有难处时，默默地伸出手，轻轻地托起你的人生和理想，润物细无声。这才是真正的诺言有信，对朋友如此的人，才会是一个惠及他人的人。

人也不可轻易许诺，有的时候，有些事在你的眼里不大，但在被诺者一方可能却是性命所系，所以即使是小事也要以做大事的态度而行之，尤其是与性命攸关的健康医疗的事，不管是你直接能做还是需要再争取他人的帮助，都要善始善终。当然，做事之前，要考量自己的能力是否能及，事可以往满里做，但话不可以往满里说，即使是胸有成竹的事也一样，因为我们都知道凡事都是一体两面，都有可能出现例外或者意外。

细碎流年中，身边会来来往往无数的人，遇见的缘分中，有的是需要你帮助或者是需要帮助你的人。那些承诺中，哪些是需要"兑换"的预期？哪些是无私的愿意？哪些是随手的带过？哪些是无奈的举措？但不管是哪一种，就承诺的事情本身而言，都没有性质好坏之分，都要言而有信，至于对方是否有感恩和回报，都不是在践诺过程中需要考虑的事，只需要把做事的态度当作对你人品的考量即可。

有的时候，可能不经意的承诺或者不恰当的承诺会最终让你在不经意之中失信于朋友，失去了朋友；相反，只要我们顺从本心，把承诺别人的事当作比自己的事更重要来对待，我们便可从中获得付出换来的快乐和幸福，而这只需要我们稍加注意就可以提高的心性和修养。像扶桑花一样，在热情的外表下，还要有一颗纤细的心。

2018-06-19

彼此的世界

还没有入暑，北京的天气已经酷热难捺了，应了"不至而至"的自然属性，因此，即使是夜里的风，也是搂着热浪夹着湿气，一起撩拨人们的皮肤，直到把它们的汗朋友招出来，然后快活地黏腻在一起，才有所歇息。

于是在盛夏的某月某日，来到一个可爱的地方，参加两天半的中医名师讲座。酒店远离市区，却是依山傍水，曲径通幽。除了道路留白，其余便是满目青绿，倘若清晨或是傍晚走出酒店，你会从略有清雾的空气中闻到青草香与小生物气息混合的味道，蔚蓝的天空下，还能远眺到重峦叠嶂的朦胧身影，置身其中，不由得遐思飘逸。尤其是在刚温习中医传统文化之后，那些"因时、因地、因人制宜"的健康养生理念和太极艾灸的神奇还在脑海里回旋激荡。恰巧就是这样的时间和空间，不经意闯进了那些平行的生命空间。

那是下午七点的样子，太阳刚收山，屋外的凉风柔和而湿润，就像一把扇子，徐徐挥动，扇出好心情。走出"山庄"，走出一段好时光。平缓的山体下可见宽阔的道路，但道路及两旁没有车或人，站在岔路的桥上，看着安静的世界，仿佛能听得见自己的"思想"。

桥下是比邻山边的河水，或许是太疏于照顾，反而一河清水缓缓流淌；水面上，洁净而透绿的浮草依附着，像一叶叶小舟轻轻飘荡；风儿不停地吹动水面，把阵阵涟漪带到河边，碰到岸边便又顺势折回，消失在滚动的轻波珠帘之中。对面连绵的山被葱葱郁郁的树包裹得严严实实，甚至看不到扎根的泥土，如此繁茂的绿植，便是这大自然创造的好环境：风摇树、水涵木、土孕育、石固根，则树根深、枝干粗、绿叶美、果实充。你能体会到这个看似安静的小世界的舞动。

折回的路上，不知不觉走入小道，走向宾馆后侧的湖畔。小路两侧灌木丛中，有自然生长的杂草，而园艺师只是修剪齐平，没有肆意清除，反而此处别具特色。美丽的蜻蜓在草叶上漫步起舞，周围树木没有行距，自由生长，高低错落，毫无剪枝修饰；停止脚步，闭上眼睛，便能听到树间传出的虫鸣鸟叫，有唱有和，有问有答，此起彼伏，很有规律，生命灵动而幽远。在这个时间和空间，人是少数，除了可爱的蜻蜓和鸟雀飞舞，蚊蝇同样嘘嘘嗡嗡，一只蚊子在我耳边低语，然后吸附在我的脸颊，我还是轻轻地撩拨了一下，默默地说：走吧！还是不要因一口血的贪婪而丧生，放下欲念，在这芦苇成丛的河边，荷叶浮游的湖中，此蚊你还可继续欢愉！哈哈，蚊子无奈地离开了我的皮肤。我体会到另一个与天地关联的小世界。或许正因为风动、树摇、水吟唱，鸟飞、蝉鸣、蛛织网，看云、睹物、内观心，落花、浮萍、水自清。无数的交织，已经难以用有限的语言来形容。你融入其中，浑然一体，便能感受无数生命的律动，这是一个和谐美丽的家园。

　　偶过湖畔，有一只漂亮而优雅的野鸭子踏水向我游过来，它的身后划出一条长长的水痕，抖动了平静的湖面，水波依然轻轻荡漾起来。我在岸边慢慢地蹲了下来，鸭子看着我，略有迟疑，但没有游走，哈！你在水里，我在岸边；我双眼读你，你单眸回视。我不由自主地微笑着说了句心语：别走，我们聊一会！鸭子果然一直伫立着，眼睛盯着我的微笑，那眸子里透着清澈，伴着好奇和善意，似乎有点量子冲撞的小意思。眸是所有动物的瞳孔，那才是真正的心灵之窗。从解剖学的角度，只有眼底的视网膜、玻璃体、晶体和房水都通透，才会有这样灵动的视光，只有安静的注视，没有冲突的悲伤。我把我的喜欢给了鸭子，鸭子还给我一片清爽单纯的欣赏，我知道鸭子眸子里透出的是源于初心的美好和善意。天色暗下来，我离开湖边，鸭子也慢悠悠地游远了，但它的目光一直留在了我的眼前。

　　生生不息的大自然是大宇宙，大宇宙中又有无数的小宇宙，人的气血运行，天的风雨雷电，夜的暮霭呢喃，夏的蝉鸣蛙叫，气的寒暑燥湿……小宇宙都是大宇宙的格局中的游戏。当然，小宇宙有它们相对独立的世界，而这些世界就像微信圈里数量庞大的朋友群，虽然有各自不同的主题、不同的宣泄方式，但都有彼此人脉关联，并因果循环，在此群里你为群主，在别的群里你可能是群成员，或主或辅，你也不知道这网状的人际流让你拥有了多大的人际圈子，但是，如果你不留神让朋友踢出圈子，就会断一环则溃一片，在不知不觉中失去不少的缘。

　　这世界就是这么简单的复杂，不管愿意不愿意，天道之下的有形与无形的世界都彼此互动和互用，演绎着无穷无尽的千姿万象。犹如你对外部输出的信息无论是善是恶，都会原封不动地折返回来，抑或表现的形式不同，但能量不增不减，不生不灭，得失也便在其中。

故而君子要慎独，不可小视。

2018-07-05

近乡情怯

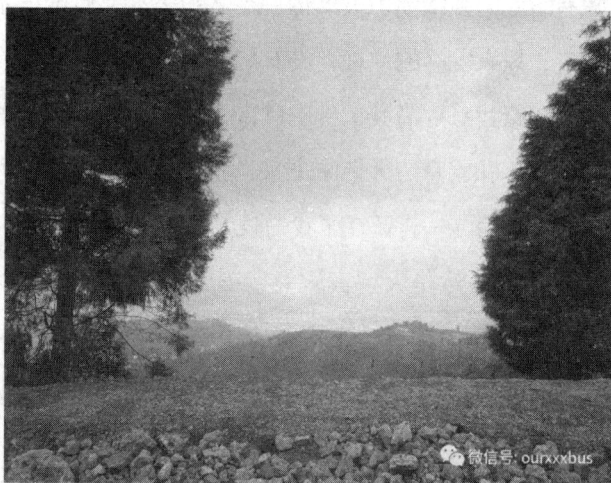

微信号：ourxxxbus

两天前一下了飞机，我就闻到了您的声音和您的气息，好多面孔和场景便从记忆的内存里怦然而出，就好像发生在昨天一般鲜活，甚至所有的一切还带着洁净的、清新的水珠，但我和您得擦肩而过，因为这次我要去的是滇南的铜都山区。

汽车是从机场出发，我顺着我内心的视线绕过您的发际，划过您的手臂和您的边界的轮廓，最终远远地看着你整个美丽的身躯，由近及远而去，直到山峦遮蔽。只是那些春城生命的灵动依然缓缓地鼓动着心绪，久久不能停息。

我和您擦肩而过。那栋楼，那间办公室，依然在那里，陪伴我的岁月也永恒地留在了那段时间和空间。时空构成了存在，写进了阅历，丰富了人生。是您告诉了我普洱茶真正的味道，并不是茶本身，而是茶的厚重，发酵去除了青涩，离开茶树的青枝青叶便不再稚嫩，以另一种生命的姿态追逐自身价值的极致，死而后生。是您告诉我那碗米线经历的脱胎换骨：汤汁的熬炖，食材碾碎成粉，搅拌酿制，凉挂备食，道道工序后才有了米线的好味道，才使米线方得始终。

我和您擦肩而过。同事们还在，生活和工作怡然欣慰，因为你们，那段日子绝不会淡出人生。中国人从来都没有绝对的分离，阴阳文化告诉我们，分和合从来都是一个事物的两个方面，因和果也是如此，就像太极图，阴多一点，阳就少一点，反之亦然。您告诉我，我们从来就没有分开过，也不曾完全在一起。因缘就是这样，当缘分把我带到你们身边，便注定了你们永远在我的意志中，不曾分离，也不曾在一起；我属于你们，抑或不属于你们，只是多一点少一点而已，可能就像量子冲撞着纠缠不息，且不生不灭。

我和您擦肩而过。脑海定格在走进心里的师长和友人。一段经历一片世界："处无为之事，行不言之教，万物作焉而不辞，生而不有，为而不恃，功成而弗居。"我只需要看到这样的行为聚焦就够了，并且那段时空让我体会到了这些裨益。诸如无欲而为的淡然是那么的畅快，以及施人于爱的思想是那么的滋养，等等。噢，昨晚您在电话的那端，我在电话的这端，我听出了您的疲惫和您的坚守，而且我也相信，我们一定在电话中相互平实的问候里听出了内心如同姊妹般深深的想念和不见的遗憾，所以语言可以是简单的，但却了了惦记的情绪。有的时候，当自己把舍不得的东西送给友人时，内心有说不出的安逸和快乐，而当友人送给你礼物，并嘱咐你自己留下的时候，你也会无比的欢喜，欢喜对欢喜，才谓知己。因此，看似送的是礼物，其实是份情谊。之后的岁月里，每每看到或者用到时，都会睹物思人，如天降甘露而沁人心脾。

我和您擦肩而过。但我去了和您血脉相连的铜都，那里的山水，那里的人，又是一道好风景。"投以木桃，报以琼瑶"。山水无语天知情，古铜有声人馨之。有一种无为是心甘情愿，有一种情义是共为他人。曾经朗朗乾坤下共赏一池莲花，梦幻红土地上同食一枚烤土豆，一起笑得灿烂，吃得失雅，就这么纯粹，就这么在大自然中肆无忌惮地酣畅，而这种彼此拥有没有边界，因为源于一种心愿：为铜都人的健康而结缘。逻辑就这么简单……

飞机又起飞了，还回去了，我和您依然擦肩而过。带走的和带不走的都在……

2018-07-25

兄弟姐妹

人生是拉长的岁月里点点滴滴的人和事的反复沉淀后，再绘出的一条曲线，有的人的曲线是激昂向上的，有的人的曲线则是振荡向下的，但无论怎样，时间都不会回头，也不容你更替，所以，无论如何，都要面向未来。

今天又是立秋的节气了，知了在"知了知了"地鸣叫，秋后又该算账了，生活的账、工作的账、情谊的账，等等，都要梳理，不要稀里糊涂地走到年尾，好多账不及时清，就变成了呆账，无法激活了，向前的动力就会衰减。一年过半了，昨晚有家宴，小弟来京，家人小聚，无比欢喜，看着本家兄弟的眼神依旧犀利，便忽略了他眼角已经不可逆转的、甚至有些年轮感的皱纹。感叹！在脑海里依然年轻的兄弟，怎么就不吭不哈，也不说一声就四十七八了？一晃大家都到了"生长壮老已"的"壮"年的后半段了，就像是这"春、夏、长夏、秋、冬"的"夏"的尾巴，其实按照"女子七七""男子八八"的规律，说是人到入秋之始也不为过，只是兄弟姐妹的收获各有千秋罢了。盘点一下，前半生苦累了，还是轻闲了，后半生就收获了与之相应的结果，其他都是机缘而已。

我们这些六七十年代的人，正值婴儿潮，家里有四五个兄弟姐妹都是很正常的事，那时的父母没有像现在的年轻父母那么精细，可以稀里糊涂地有了几个孩子，然后孩子们又稀里糊涂地长大了。

父母在家在，孩子们虽各奔前程，有了不同的过去和现在，但却时有欢聚。想来真是稀奇，不管家中兄弟姐妹居住得远近，末了都会不由自主地回忆和思恋那些少小时美好的情感和生动的情景。父亲能说话的时候，经常操着家乡口音说：亲的割不断，晚的安不牢。是的，这人世间，什么都留不住，唯有情可永生。

兄弟姐妹年轻的时候，都各自忙各自的，求学、创业、结婚、生子……时而伴着焦虑、烦躁，时而又喜悦、奔放，等把自己的事忙得差不多的时候，却发现忽略了不少家族亲缘的维系。现在，父母已经暮年，我们跟着走进了中老年；再看看我们的孩子，也像我们从前一样，拥有了青年时代，开始重复我们的经历，耳边响着"吃得苦中苦，方为人上人"，天天忙着筑基铺路，韬光养晦；平日加班深夜，周末酣睡不起，哈哈，都是轮回。只是每一个节点，都恰好有一个停顿，去思考自己想要的是什么，如何得到自己想要的东西。

席间和家人聊天的时候，忽然感知，人在知天命前后，会发现那些眼前的、短期的追求和想法只是瞬间的经历，是用来让你体会这样或那样的喜怒忧思悲恐惊，最后萃取你内心真实的需求。后半生在工作上已经不用设计什么未来，前半生该做的做了就好，之后的小事在人，大事天定，不要庸人自扰。在生活上，前半生的海吃胡塞已经满足了嘴瘾，现在也知道节食自爱了；该看到的风景也就看了，看不到的也没什么遗憾，其实最好的风景就在心里，既有江河湖海的美，还有人文气息的醉，人不在于去了多少地方，而在于收获了多少心情；孩子带大了，是什么样也变不了了，你是什么样的父母，孩子就是什么样的孩子，所以不要抱怨孩子身上的缺点，那都是自己的缩影，人生不能重新来过，就顺其自然吧！到了"秋天"的时候，你才会发现，朋友三三两两，其实用心关心你的并不多，要想得通，因为你自己或许就没有用心经营过这些情谊，而且每每真有困难的时候，你最不舍得麻烦的还就是你真正的朋友，因为这些关系中一旦有了钱或事的交集，情分就有了水分，有点像"财聚了人散，财散了人聚"的道理，有些东西一旦失去了，找回来就褪色了，还是那些顺理成章的帮助才有"君子之交淡如水"的韵味。

有的时候，兄弟姐妹的前半生若是过于依附，反而不好，似乎有了关心则乱的弊端，后半生可能会有些怅然所失；如果前半生若即若离，后半生就有了填补亲情的空间，而且这亲情经历过人生风霜雨雪的洗礼，成熟而理性。或许这就是有与无之间的道，凡事不易满，满则溢而毁，留有余地，方能填补更加美好的东西。

秋天的果子慢慢地由青涩变得甘甜，人生最厚重的东西也成于天命之后。年轻的时候生命充满活力和激情，但少了一份沉稳，天命之年之后的精力、体力自然减退，但对人生的认识和体会却变得深刻多了，生活平稳，处事平和，也少了份志忑。就像春夏阳气盛，草木繁茂，果实初成，抑或茁壮，抑或夭折；秋冬阳气渐收，果实成熟，日近收获，终其一生。

秋悲，其实是悲中有喜……

2018-08-07